Metatron
Le Code Sacré de la Création

Jasper Wolfe

Titre original : Metatron – O Código Sagrado da Criação
Copyright © 2025, publié par Virginia Santos.

Ce livre est une œuvre de non-fiction qui explore des pratiques et des concepts dans le domaine de la spiritualité et de l'élévation personnelle. À travers une approche complète, l'auteur offre des outils pour accéder à la connaissance sacrée, à la transformation intérieure et à l'alignement avec les lois divines de la création.

1ère Édition
Équipe de Production

Auteur : Jasper Wolfe
Éditeur : Virginia Santos
Couverture : Studios VS Design / Lucien Artel
Consultant : Éloi Serave
Chercheurs : Naël Ormonde, Cyr Lavel, Héline Drossa
Mise en page : Jurelle Mavien
Traduction : Soline Trevier

Publication et Identification
Metatron – Le Code Sacré de la Création
VS Publishing, 2025
Catégories : Spiritualité / Ésotérisme mystique
DDC : 299.93 — CDU : 299.91

Sommaire

Index Systématique

Chapitre 7: Le Cube de Métatron - Explore le symbole géométrique sacré associé à Métatron, dérivé de la Fleur de Vie et contenant les Solides Platoniciens, utilisé pour l'équilibre et l'ascension.

Chapitre 8: Chemins de la Kabbale - Décrit la relation entre Métatron et l'Arbre de Vie kabbalistique, le positionnant comme un intermédiaire lié à Keter et un guide à travers les Sephiroth.

Chapitre 9: La Gloire Divine Féminine - Analyse la connexion entre Métatron et la Shekhinah, la présence divine féminine, agissant comme son gardien et facilitateur de sa lumière.

Chapitre 10: Le Médiateur entre le Ciel et la Terre - Se concentre sur le rôle de Métatron comme intermédiaire essentiel, traduisant les enseignements divins et présentant les besoins humains grâce à sa nature duale.

Chapitre 11: Les Soixante-dix Noms de Métatron - Aborde les multiples noms attribués à Métatron dans la tradition mystique, chacun reflétant un aspect différent de son essence et de ses fonctions.

Chapitre 12: Métatron et la Magie Angélique - Discute de la pratique de la magie angélique en relation avec Métatron, se concentrant sur l'invocation pour la connexion, l'orientation et l'intégration de ses qualités.

Chapitre 13: Les Dons et Pouvoirs de Métatron - Détaille les capacités extraordinaires de Métatron, y compris la guérison spirituelle, émotionnelle et mentale, la protection contre les énergies négatives et l'orientation divine.

Chapitre 14: Métatron et les Anges Déchus - Explore la relation de Métatron avec les anges déchus, son rôle dans la bataille cosmique entre la lumière et les ténèbres et comme agent de la justice divine.

Chapitre 15: Métatron et le Jugement Dernier - Examine le rôle de Métatron dans le Jugement Dernier, agissant comme scribe, juge, avocat et guide des âmes dans ce processus d'évaluation cosmique.

Chapitre 16: Le Char Divin - Se concentre sur la Merkabah, le char divin, et la relation de Métatron avec elle en tant que guide dans le voyage d'ascension spirituelle à travers les royaumes célestes.

Chapitre 17: La Kabbale Lourianique - Analyse l'influence de Métatron dans la Kabbale Lourianique, le reliant aux concepts de Tsimtsoum, Shevirat ha-Kelim et Tikoun, et au Partsouf d'Atik Yomin.

Chapitre 18: Métatron et le Zohar - Explore la présence et le rôle de Métatron dans le Zohar, où il apparaît comme le "Gardien du Voile" et est lié aux Sephiroth Keter et Tiferet.

Chapitre 19: Émanations Divines - Discute de la position de Métatron dans le Gnosticisme, où il est parfois vu comme une émanation divine ou un intermédiaire, bien que son rôle varie selon les courants gnostiques.

Chapitre 20: L'Ange de la Révélation - Examine la possible correspondance entre Métatron et des figures angéliques de l'Islam, en particulier l'archange Gabriel (Jibril), soulignant les similitudes de fonctions malgré les différences théologiques.

Chapitre 21: Littérature Apocalyptique - Analyse la présence de Métatron dans la littérature apocalyptique, notamment dans les livres d'Hénoch, où sa transformation symbolise l'ascension spirituelle et la connaissance divine.

Chapitre 22: Dévoiler le Chemin Intérieur - Présente le voyage intérieur guidé par Métatron comme un chemin de connaissance de soi profonde, de guérison et d'éveil de l'étincelle divine.

Chapitre 23: Intégration et Ascension avec Métatron - Décrit le processus d'intégration de l'énergie de Métatron dans la vie quotidienne et le cheminement continu d'ascension spirituelle qu'il facilite.

Chapitre 24: La Critique du Culte de Métatron - Aborde les controverses théologiques entourant la vénération de Métatron, en particulier la distinction entre révérence légitime et idolâtrie dans les traditions monothéistes.

Chapitre 25: Le Voyage Spirituel Individuel - Discute de l'application des enseignements et de l'énergie de Métatron dans le voyage spirituel personnel, mettant l'accent sur la connaissance de soi, la purification et l'orientation.

Chapitre 26: La Méditation avec Métatron - Fournit des conseils pratiques et des techniques pour méditer avec Métatron, en utilisant la visualisation, les mantras et l'invocation pour se connecter à son énergie.

Chapitre 27: Travailler avec l'Énergie de Métatron - Explique comment travailler consciemment avec l'énergie structurante de Métatron pour la guérison, l'équilibre des chakras, la protection aurique et l'alignement spirituel.

Chapitre 28: Métatron et les Cristaux - Explore l'utilisation des cristaux (comme le Quartz Transparent, l'Améthyste, la Sélénite) pour amplifier et syntoniser l'énergie de Métatron dans les pratiques spirituelles.

Chapitre 29: Signes de la Présence de Métatron - Décrit comment reconnaître les signes subtils de la présence et de l'orientation de Métatron, tels que les synchronicités (nombres répétés, plumes) et les intuitions intensifiées.

Chapitre 30: Vivre sous la Protection de Métatron - Discute de l'intégration de la présence de Métatron dans la vie quotidienne par des principes tels que la conscience, l'intention, la gratitude et la compassion.

Chapitre 31: L'Héritage Éternel du Scribe Céleste - Réfléchit sur l'impact et la pertinence durables de Métatron comme symbole d'ascension, gardien de la connaissance et pont entre l'humain et le divin.

Prologue

Il y a des secrets qui traversent le temps. Des connaissances qui sont restées cachées aux yeux du commun, protégées par les voiles de l'existence, attendant le bon moment pour être révélées. Ce livre est plus qu'une œuvre ; c'est un portail. Et maintenant, vous êtes sur le point de le franchir.

Vos yeux parcourent ces mots, ce n'est pas un hasard. Quelque chose dans votre parcours vous a conduit jusqu'ici. Peut-être une intuition, un appel intérieur, ou le désir inconscient d'accéder à une vérité plus grande. Quelle que soit la raison, sachez que cette connaissance n'a jamais été aussi proche.

Dans ces pages, vous trouverez les clés d'une énigme ancestrale : Métatron, le gardien des mystères divins, le scribe céleste qui habite entre le fini et l'infini, l'humain et le divin. Ce livre ne parle pas seulement d'un ange, il ne se limite pas non plus à la mythologie ou à l'ésotérisme. Il révèle un système qui soutient la structure même de l'univers. Il dévoile la géométrie sacrée qui modèle la création, les registres cosmiques qui transcendent le temps et la réalité qui palpite au-delà de ce que les sens peuvent capter.

À chaque chapitre, vous réaliserez qu'il ne s'agit pas seulement d'une étude, mais d'une expérience. Vous ne lisez pas seulement – vous êtes en train d'être transformé. Métatron n'est pas un mythe lointain, ni une figure inaccessible d'un passé révolu. Il est le reflet d'un voyage que nous sommes tous destinés à entreprendre. Son rôle de médiateur entre Dieu et l'humanité révèle que la connaissance suprême n'est pas réservée à quelques élus, mais accessible à ceux qui osent chercher. Le chemin de l'illumination n'est pas une promesse vaine, mais une réalité pour ceux qui sont prêts à voir au-delà de ce qui a été imposé comme vérité absolue.

En plongeant dans ces pages, vous sentirez les échos d'une connaissance qui a toujours été en vous, endormie, attendant d'être réveillée. Vous découvrirez que chaque symbole, chaque mot, chaque enseignement résonne avec quelque chose de profond au sein de votre propre essence. Ce livre est un miroir – et l'image réfléchie sera celle que vous avez toujours su être là, mais que vous n'avez jamais osé affronter.

Êtes-vous prêt pour ce voyage ? Êtes-vous préparé à lever le voile et à voir la réalité telle qu'elle est vraiment ? La réponse n'a pas besoin d'être dite à voix haute, car votre cœur la connaît déjà. Respirez profondément, tournez la page et permettez-vous de vous souvenir de ce qui vous a toujours appartenu.

Chapitre 1
Le Voile Entre les Mondes

Métatron est une entité d'une profonde complexité, dont l'existence résonne entre les mondes visible et invisible, façonnant la compréhension spirituelle et transcendant les conceptions conventionnelles de l'angélologie. Il se distingue comme un pont entre le divin et l'humain, un être qui défie les frontières de la compréhension commune. Dans son essence, Métatron incarne la fusion entre le terrestre et le céleste, jouant un rôle singulier dans les mystères cosmiques et la structure de l'univers. Sa présence est mentionnée dans les traditions mystiques comme un gardien de la connaissance, un scribe divin chargé des registres sacrés et un médiateur entre l'humanité et les sphères supérieures. Contrairement aux anges traditionnels, dont l'existence est conçue comme purement spirituelle depuis la création, Métatron émerge d'une histoire unique et transformatrice : son origine terrestre, en tant que patriarche Hénoch, et son ascension subséquente au royaume céleste le marquent comme un exemple vivant du voyage spirituel possible pour l'être humain. Il ne transcende pas seulement la mortalité, mais devient aussi un symbole de l'illumination, un guide pour ceux qui cherchent à comprendre les mystères divins et leur propre capacité d'évolution.

La transfiguration d'Hénoch en Métatron ne représente pas seulement une élévation individuelle, mais un phénomène d'une grande signification pour la spiritualité universelle. Sa métamorphose est décrite dans les traditions kabbalistiques comme un processus de purification, où sa chair est consumée par la lumière divine, ses os se transforment en feu et son essence humaine s'affine jusqu'à atteindre un état de pure énergie céleste. Ce processus ne renforce pas seulement l'importance de la connexion avec la sagesse supérieure, mais suggère également que l'ascension spirituelle est un chemin accessible à ceux qui se consacrent à la vérité, à la droiture et à la connaissance profonde de l'existence. Métatron, par conséquent, n'est pas seulement une entité distante et incompréhensible, mais un archétype de transformation, montrant que la communion avec le divin peut être atteinte par la quête incessante de la compréhension et de l'évolution intérieure. Sa fonction de scribe divin, responsable de l'enregistrement des actes et des pensées de l'humanité dans le Livre de Vie, lui confère un rôle central dans l'ordre cosmique, assurant que chaque choix et chaque intention soient dûment reconnus et pris en compte dans le grand équilibre universel.

La figure de Métatron porte également en elle un aspect d'orientation, étant souvent invoqué comme un mentor spirituel, un protecteur de ceux qui parcourent le chemin de la connaissance et de l'illumination. Il ne se limite pas au jugement et à l'observation passive, mais agit comme un lien entre le Créateur et sa création, aidant à l'interprétation des secrets de l'univers et offrant des aperçus à ceux qui cherchent à grandir spirituellement. Sa proximité avec le trône divin et sa capacité à transiter entre les sphères célestes et terrestres renforcent son rôle de médiateur, permettant à sa sagesse d'être accessible à ceux qui la recherchent sincèrement. Ainsi, Métatron ne représente pas seulement un mystère à élucider, mais une inspiration continue pour ceux qui aspirent à comprendre leur propre connexion avec le divin, rappelant que le voyage spirituel est autant un défi qu'une promesse de transformation et d'ascension.

Pour élucider l'énigme de Métatron, il faut d'abord abandonner les conceptions simplistes et embrasser l'immensité de son être. Il n'est pas seulement un messager céleste, un serviteur ailé accomplissant des ordres divins. Métatron est, en essence, un paradoxe : humain et divin, terrestre et céleste, fini et infini. Son origine, selon les traditions juives et kabbalistiques, est singulière et transformatrice. Il fut, avant son ascension angélique, le prophète Hénoch, un homme juste qui "marcha avec Dieu" (Genèse 5:24). Cette phrase, apparemment simple, cache une signification profonde et mystérieuse. Marcher avec Dieu ne se réfère pas à une simple proximité physique, mais à une communion intime, une union d'esprit et de dessein. Hénoch, le septième patriarche après Adam, vécut à une époque de corruption et de décadence croissantes de l'humanité. Il se distingua comme un phare de droiture, un exemple de dévotion et de sagesse au milieu des ténèbres. Sa vie, dédiée à la recherche de la vérité et à la connexion avec le Créateur, le prépara à un destin extraordinaire. Les écritures ne détaillent pas les particularités de sa vie terrestre, mais le silence est éloquent. Il est une invitation à la réflexion, un stimulant à la quête intérieure. Qu'a appris Hénoch lors de son voyage? Quels secrets lui ont été révélés ? Quelles expériences l'ont transformé au point de mériter l'ascension vers les royaumes célestes?

La réponse à ces questions réside, en grande partie, dans les textes apocryphes, notamment le Livre d'Hénoch, une œuvre qui, bien que ne faisant pas partie du canon biblique officiel, a exercé une profonde influence sur le judaïsme et le christianisme primitifs. Ce livre, attribué à Hénoch lui-même, décrit ses voyages visionnaires à travers les cieux et les enfers, ses interactions avec les anges et les démons, et les révélations qui lui ont été accordées sur l'histoire du monde, le jugement dernier et la nature de la divinité. Dans le Livre d'Hénoch, nous trouvons le récit de l'ascension d'Hénoch. Il est emmené aux cieux par un char de feu, conduit par de puissants anges. Ce char, connu sous le nom de Merkabah, est un symbole central dans le mysticisme juif, représentant le véhicule de l'ascension spirituelle et de l'expérience directe de la divinité. Le voyage d'Hénoch à travers la Merkabah est un périple à travers les différents niveaux de la réalité, un processus de purification et de transformation qui le prépare à son destin final.

En arrivant dans les royaumes célestes, Hénoch n'est pas simplement accueilli comme un visiteur illustre. Il subit une métamorphose radicale, une transmutation de son essence humaine en une forme angélique. Cette transformation est décrite avec des détails vifs et symboliques. Son corps physique est consumé par des flammes divines, sa chair se transforme en feu, ses os en braises, ses yeux en torches flamboyantes. Il est revêtu de vêtements de lumière, orné d'ailes majestueuses et couronné d'un diadème céleste. Son nom est changé en Métatron, un nom qui porte en lui le poids de sa nouvelle identité et fonction. Le changement de nom est crucial pour comprendre la nature de Métatron. "Hénoch" signifie "initié" ou "dédié", reflétant sa vie terrestre de quête spirituelle. "Métatron", en revanche, est un nom d'origine incertaine, avec de multiples interprétations possibles. Certains érudits le relient au mot grec "meta-thronos", qui signifie "celui qui est proche du trône" ou "celui qui sert derrière le trône". D'autres le connectent au mot persan "Mithra", le nom d'un dieu de la lumière et de la vérité. Il y a aussi ceux qui l'associent à la combinaison de deux mots hébreux, Metator et Sandalphon, comme une manière de démontrer que lui et son frère jumeau sont un et, en même temps, séparés. Indépendamment de son origine exacte, le nom Métatron évoque l'idée de proximité avec la divinité, de pouvoir et d'autorité. Il est décrit comme le "Prince de la Face", l'ange qui est le plus proche de Dieu, celui qui contemple directement la gloire divine. Cette proximité est un privilège et une responsabilité. Métatron n'est pas seulement un spectateur passif de la divinité, mais un participant actif dans l'ordre cosmique. Il est le scribe céleste, le gardien des registres divins, le médiateur entre le ciel et la terre.

L'image de Métatron comme scribe céleste est particulièrement significative. Il est dépeint comme le responsable de l'enregistrement de tous les actes, pensées et paroles de l'humanité dans le Livre de Vie. Ce livre, également connu sous le nom de registres akashiques, est une sorte de mémoire cosmique, un dépôt de toute la connaissance et de l'expérience de l'univers. Métatron, en tant que gardien de ces registres, a accès à une sagesse infinie, à une connaissance qui transcende les limites du temps et de l'espace. Cette fonction de scribe confère à Métatron un pouvoir immense. Il n'est pas seulement un observateur, mais un agent de la justice divine. Ses registres sont la base du jugement dernier, le moment où chaque âme sera évaluée pour ses actions et ses intentions. Métatron est donc une figure de crainte et de révérence, un rappel constant de la responsabilité que chaque individu a pour ses choix. Mais Métatron n'est pas seulement un juge implacable. Il est aussi un guide, un maître et un protecteur. Ceux qui cherchent la sagesse et l'illumination peuvent invoquer sa présence et demander son orientation. Métatron, en tant que connaisseur des secrets divins, peut aider à comprendre les mystères de la vie, à surmonter les obstacles et à réaliser le potentiel spirituel.

La dualité de Métatron, sa nature simultanément humaine et divine, est l'un des aspects les plus fascinants de sa figure. Il est la preuve que l'ascension spirituelle est possible, que l'étincelle divine réside en chaque être humain. Son histoire est une invitation à la transformation, un appel à la recherche de la vérité et de la connexion avec le Créateur. Il est le voile entre les mondes, le pont entre le fini et l'infini, l'exemple que l'humanité peut transcender ses limitations et atteindre la gloire céleste. Le voyage d'Hénoch, qui a culminé dans sa transformation en Métatron, est une métaphore du voyage spirituel de chaque individu, un chemin de purification, d'apprentissage et d'ascension vers la plénitude de l'être.

Tout comme Hénoch a suivi un chemin de droiture et de dévouement, chaque être humain porte en lui la possibilité d'ascension spirituelle. La figure de Métatron ne symbolise pas seulement ce voyage, mais sert de guide à ceux qui osent élucider les mystères de l'univers et de leur propre essence. Il nous rappelle que la connexion avec le divin n'est pas le privilège de quelques élus, mais une destinée accessible à ceux qui se consacrent à la vérité et à la connaissance de soi. Son rôle de médiateur renforce l'idée que l'illumination n'est pas un événement isolé, mais un processus continu de croissance et de transformation. En comprenant Métatron comme le gardien des registres sacrés, nous réalisons que chaque pensée, parole et action a un poids et une signification. L'existence n'est pas un hasard, mais une trame délicatement tissée par des choix et des conséquences. Si Métatron observe et enregistre, ce n'est pas pour punir, mais pour garantir que la justice cosmique suive son cours, que la balance de l'univers reste équilibrée. Ainsi, sa figure nous invite à la réflexion : quel héritage chacun de nous souhaite-t-il laisser dans le grand livre de l'existence? Quelles marques imprimons-nous sur le tissu invisible du cosmos ? Métatron, le voile entre les mondes, n'est pas seulement un mystère à contempler, mais un appel au voyage intérieur. Son ascension n'a pas été la fin, mais le début d'une nouvelle compréhension des limites entre l'humain et le divin. Il nous enseigne que la transcendance n'exige pas la négation de l'humanité, mais l'acceptation qu'en nous réside le potentiel de quelque chose de plus grand. Hénoch a marché avec Dieu et est devenu quelque chose au-delà de lui-même. Et nous, en faisant chaque pas vers la sagesse, découvrirons peut-être que nous pouvons aussi devenir bien plus que ce que nous imaginons.

Chapitre 2
Le Prophète qui Marcha avec Dieu

Le parcours d'Hénoch resplendit comme un témoignage de la quête incessante du divin, se distinguant parmi les patriarches antédiluviens comme un exemple singulier de droiture et de communion avec Dieu. À une époque marquée par l'éloignement progressif de l'humanité par rapport au Créateur, sa vie s'érige comme un jalon de résistance spirituelle et d'engagement inébranlable envers les principes sacrés. Contrairement à ses contemporains, qui s'adonnaient à la corruption et à la déviation morale, Hénoch a suivi un chemin distinct, cultivant une connexion profonde avec Dieu qui l'a rendu digne d'un destin exceptionnel. Son nom résonne comme un symbole de l'ascension possible pour ceux qui se consacrent à la recherche de la vérité et à la soumission à la volonté divine, démontrant que le voyage spirituel peut conduire à une transformation transcendantale.

Le récit biblique sur Hénoch, bien que bref, porte une intensité symbolique qui éveille l'imagination et incite à la réflexion. L'affirmation selon laquelle il "marcha avec Dieu" ne suggère pas seulement une proximité physique ou un simple comportement vertueux, mais indique une parfaite harmonie avec les desseins célestes. Cette expression suggère un état de communion continue, dans lequel chaque pensée, action et intention d'Hénoch étaient alignées sur la volonté divine. Son parcours spirituel n'était pas un événement isolé, mais un engagement quotidien, un abandon constant au sacré au milieu des adversités et des tentations du monde. Contrairement aux autres patriarches, dont la longévité était considérée comme un signe de bénédiction et de force, la vie relativement brève d'Hénoch – 365 ans, un nombre qui résonne avec la complétude du cycle solaire – révèle que son existence ne s'est pas mesurée en années vécues, mais dans la plénitude de sa réalisation spirituelle.

Au-delà des écritures canoniques, les textes apocryphes élargissent la figure d'Hénoch, le révélant comme prophète, scribe céleste et messager entre les mondes. Le Livre d'Hénoch décrit son ascension aux cieux, où lui furent confiés des secrets cosmiques et des révélations sur le destin de l'humanité. Cette littérature, bien que n'intégrant pas le canon officiel des Écritures pour la plupart des traditions judéo-chrétiennes, témoigne de l'importance de sa figure pour les premiers mystiques et penseurs religieux. Il est dépeint comme celui qui intercède pour les anges déchus, qui comprend les mystères de l'univers et qui témoigne de la gloire divine de manière privilégiée. Son histoire ne renforce pas seulement l'idée de la proximité entre l'humain et le divin, mais suggère également que l'élévation spirituelle est une possibilité réelle pour ceux qui vivent dans la droiture. En étant "pris" par Dieu sans expérimenter la mort, Hénoch devient le premier exemple biblique de la transcendance de la condition humaine, un présage de l'union définitive entre le terrestre et le céleste, concrétisée plus tard dans des figures comme Élie et, dans le christianisme, dans la résurrection du Christ.

Le texte biblique affirme qu'Hénoch "marcha avec Dieu" et, après avoir vécu 365 ans, "Dieu le prit pour lui". Cette phrase énigmatique, "marcha avec Dieu", est la clé pour élucider la singularité d'Hénoch. Il ne s'agit pas d'une simple marche physique, mais d'une communion spirituelle profonde et constante, une harmonie parfaite avec la volonté divine. Hénoch vécut à une époque où l'humanité s'éloignait de plus en plus du Créateur, plongeant dans la violence, la corruption et l'idolâtrie. Lui, cependant, resta ferme dans sa dévotion, cultivant une relation intime avec Dieu, basée sur la foi, l'obéissance et la recherche de la vérité. L'âge d'Hénoch lorsqu'il fut "pris" par Dieu, 365 ans, est hautement symbolique. Il correspond au nombre de jours dans une année solaire, suggérant une complétude, un cycle complet d'existence. Sa vie terrestre, bien que brève par rapport à la longévité des autres patriarches antédiluviens (comme Mathusalem, qui vécut 969 ans), fut pleine et significative. Il accomplit son dessein, atteignit la perfection spirituelle et, pour cela, fut épargné de la mort physique.

L'absence de détails sur la vie quotidienne d'Hénoch dans la Bible laisse place à l'imagination et à la spéculation. Que faisait-il ? Quelles étaient ses pensées, ses sentiments, ses expériences? Comment cultivait-il sa relation avec Dieu au milieu d'un monde corrompu? La réponse à ces questions, en grande partie, se trouve dans les textes apocryphes, notamment le Livre d'Hénoch. Le Livre d'Hénoch, une collection de textes attribués au patriarche lui-même, est une œuvre complexe et fascinante, pleine de visions apocalyptiques, de révélations célestes et d'enseignements profonds. Bien qu'il ne soit pas considéré comme canonique par la plupart des traditions juives et chrétiennes, le Livre d'Hénoch a exercé une influence significative sur la pensée religieuse et mystique de ces traditions. Il fournit un contexte plus large à la vie d'Hénoch, révélant des détails sur son voyage spirituel et son rôle dans l'histoire du salut.

Le livre est divisé en plusieurs sections, chacune abordant des thèmes spécifiques. L'une des sections les plus importantes est le "Livre des Veilleurs", qui raconte l'histoire des anges déchus, également connus sous le nom de "Veilleurs". Ces anges, dirigés par Semyaza et Azazel, descendirent sur Terre et s'unirent aux femmes humaines, engendrant une race de géants appelés Nephilim. Cette union profane est décrite comme la cause de la corruption et de la violence qui se sont répandues dans le monde, amenant Dieu à envoyer le Déluge pour purifier la Terre. Hénoch, dans ce contexte, est présenté comme un intermédiaire entre Dieu et les anges déchus. Il est envoyé pour annoncer le jugement divin aux anges rebelles et pour intercéder pour eux, bien que sans succès. Cette mission démontre le courage, la justice et la compassion d'Hénoch. Il ne craint pas de confronter les êtres célestes corrompus, mais se soucie aussi de leur sort, cherchant une opportunité de rédemption.

Une autre section importante du Livre d'Hénoch est le "Livre des Paraboles", qui contient des visions prophétiques sur le Messie, le Fils de l'Homme, et le jugement dernier. Hénoch est présenté comme le récepteur de ces révélations, étant instruit par des anges sur les mystères du royaume de Dieu. Il est témoin de la gloire divine, contemple la venue du Messie et assiste au jugement des justes et des impies. Le "Livre de l'Astronomie" révèle la connaissance d'Hénoch sur les mouvements des corps célestes, les lois de la nature et les secrets du cosmos. Les anges lui enseignent l'ordre de l'univers, le décompte du temps et la relation entre le ciel et la terre. Cette connaissance, considérée comme sacrée, est transmise à Hénoch comme un signe de son élection divine. Le "Livre des Songes" décrit les visions oniriques d'Hénoch, dans lesquelles il reçoit des messages et des avertissements sur l'avenir de l'humanité. Ces visions sont symboliques et allégoriques, exigeant interprétation et discernement. Hénoch, avec sa sagesse et son intuition, est capable de déchiffrer les significations cachées de ces messages, devenant un interprète des desseins divins. Enfin, l'"Épître d'Hénoch" contient des exhortations morales et des conseils pratiques pour une vie droite. Hénoch, en tant que prophète et maître, met en garde contre le péché, l'injustice et l'idolâtrie, encourageant la foi, l'espérance et la charité. Ses enseignements sont un guide pour la conduite humaine, un appel à la transformation et à la recherche de la sainteté.

Le Livre d'Hénoch, dans sa totalité, présente Hénoch comme un personnage aux multiples facettes :

prophète, visionnaire, scribe, intercesseur, maître et juge. Il est un modèle de vertu, un exemple de la manière de vivre en communion avec Dieu, même au milieu de l'adversité. Sa vie est un voyage d'apprentissage, de croissance et de transformation, culminant dans son ascension glorieuse vers les royaumes célestes. L'importance d'Hénoch transcende les limites du judaïsme et du christianisme. Il est une figure inspirante pour tous ceux qui recherchent la vérité, la justice et la connexion avec le divin. Son histoire nous rappelle que la vie humaine a un but plus grand, que la quête spirituelle est un chemin de découvertes et que l'ascension est une possibilité réelle pour ceux qui s'y consacrent. Hénoch, le prophète qui marcha avec Dieu, est un symbole de l'espérance humaine, un exemple que la droiture et la foi peuvent surmonter la corruption et la décadence. Sa vie est une invitation à la transformation, un appel à la recherche de la vérité et à la réalisation du potentiel divin qui réside en chacun de nous. Il est le précurseur de Métatron, le présage de l'union entre l'humain et le céleste, la preuve que le voyage spirituel est un voyage d'ascension et de glorification. En contemplant la vie d'Hénoch, nous sommes inspirés à suivre ses pas, à chercher la communion avec Dieu et à emprunter le chemin de la droiture, vers notre propre transformation et ascension.

Ainsi, Hénoch demeure une figure énigmatique et fascinante, un homme dont le parcours ne résonne pas seulement à travers les Écritures, mais aussi dans l'âme de ceux qui aspirent à une vie en harmonie avec le divin. Son histoire transcende le simple récit historique ou mythologique ; elle devient un archétype de la quête de transcendance, un témoignage que la communion avec Dieu n'est pas un idéal inaccessible, mais un appel accessible à ceux qui sont prêts à marcher avec foi et dévouement absolu. L'absence de sa mort, la manière mystérieuse dont il a été enlevé, renforce l'idée que son existence ne s'est pas limitée au monde matériel, mais a atteint des dimensions spirituelles ineffables. Face à cet héritage, Hénoch se révèle comme un phare pour toutes les générations, un exemple de ce que signifie vivre en harmonie avec les desseins supérieurs. Son nom, éternisé tant dans les Écritures canoniques que dans les écrits apocryphes, ne symbolise pas seulement la possibilité d'élévation, mais défie également chaque individu à réfléchir sur son propre parcours. Comme lui, nous pouvons chercher la vérité au milieu des ombres du monde, cultiver une foi inébranlable et rester intègres même lorsque tout autour se corrompt. Sa vie nous rappelle que la véritable mesure de l'existence n'est pas dans la longévité, mais dans l'intensité avec laquelle nous nous consacrons au sacré. Le prophète qui marcha avec Dieu ne disparaît pas dans la brume du temps; il reste présent chaque fois que quelqu'un choisit d'emprunter le chemin de la droiture et de l'esprit. Son ascension n'est pas seulement un événement singulier dans l'histoire de l'humanité, mais une invitation à la transformation de chacun de nous. Hénoch nous enseigne que le voyage spirituel ne consiste pas à éviter le monde, mais à y trouver Dieu, marchant avec Lui à chaque instant, jusqu'à ce que, au moment opportun, nous soyons aussi pris pour quelque chose de plus grand que ce que nous pouvons concevoir.

Chapitre 3
La Métamorphose Divine

L'ascension d'Hénoch représente un phénomène singulier dans la tradition mystique, un processus de transfiguration qui dépasse la compréhension humaine et redéfinit les limites entre le terrestre et le divin. Son voyage n'est pas seulement un déplacement physique, mais une élévation spirituelle qui signale un profond réalignement cosmique. Au cœur de cet événement se trouve un appel à la transcendance, où la matière cède la place à la lumière, et l'homme devient quelque chose au-delà de lui-même. Ce processus n'est pas un privilège arbitraire accordé à Hénoch, mais une démonstration du potentiel latent de l'humanité, un aperçu de ce qui attend ceux qui suivent le chemin de la connaissance et de la vérité. Contrairement aux autres patriarches, dont la mortalité les ancrait à la terre, Hénoch n'expérimente pas la mort comme une fin, mais comme un passage, une métamorphose qui redonne sens à son existence et inaugure une nouvelle forme d'être. Son destin pointe vers une vérité cachée : l'ascension est un chemin possible pour ceux qui s'approfondissent dans les mystères de la création et s'alignent sur les forces divines qui régissent l'univers.

Le silence du récit biblique sur les détails de cet événement contraste avec la richesse des informations présentes dans les traditions mystiques et apocryphes. Le Livre d'Hénoch, les textes du Sefer Hekhalot et d'autres œuvres ésotériques offrent une perspective plus détaillée et symbolique de ce moment, élargissant la signification de l'ascension au-delà de sa description succincte dans la Genèse. Ces récits ne comblent pas seulement les lacunes narratives, mais révèlent un univers de significations cachées, suggérant que la transformation d'Hénoch reflète un voyage archétypal, un modèle qui se répète dans différentes traditions spirituelles au fil de l'histoire. L'ascension ne se produit pas de manière abrupte ou fortuite ; elle est le résultat d'un chemin parcouru avec dévouement, d'une harmonie croissante avec les sphères supérieures. En ce sens, la transformation d'Hénoch en Métatron ne doit pas être vue seulement comme un événement isolé, mais comme un témoignage du pouvoir de l'évolution spirituelle et du potentiel humain à atteindre des états de conscience élevés.

Le symbolisme présent dans cet épisode résonne profondément dans l'imaginaire mystique, suggérant que le voyage d'Hénoch est, en essence, une carte de l'âme humaine elle-même dans sa quête d'illumination. La Merkabah, véhicule qui transporte Hénoch à travers les cieux, n'est pas seulement un moyen de locomotion céleste, mais un code de transformation spirituelle, un instrument d'ascension intérieure. Chaque étape de son voyage reflète un niveau de purification et de compréhension, où les barrières du monde matériel sont dissoutes et remplacées par une perception élargie de la réalité divine. En atteignant le septième ciel et en étant consumé par la lumière, Hénoch renaît en tant que Métatron, porteur de la sagesse céleste et gardien des mystères divins. Ce processus symbolise l'alchimie suprême, la transmutation de l'être dans sa forme la plus pure, où l'identité terrestre cède la place à une existence façonnée par l'essence même de la divinité. Son ascension, par conséquent, n'est pas seulement une histoire du passé, mais un paradigme vivant, une invitation pour ceux qui cherchent à comprendre et à vivre les mystères de l'existence dans leur plénitude.

Le récit biblique, dans Genèse 5:24, affirme simplement qu'"Hénoch marcha avec Dieu ; puis il ne fut plus, car Dieu le prit". Cette absence de détails, loin de diminuer l'importance de l'événement, amplifie son caractère mystérieux et surnaturel. L'expression "Dieu le prit" suggère une action divine directe, une intervention qui transcende les lois de la nature. Hénoch n'est pas mort comme les autres patriarches ; il a été enlevé, élevé à une autre dimension de l'existence. Le Livre d'Hénoch comble les lacunes du récit biblique, décrivant l'ascension d'Hénoch comme un voyage visionnaire à travers les cieux. Il est emmené par des anges dans un "char de feu", un véhicule céleste connu sous le nom de Merkabah. La Merkabah, dans la tradition mystique juive, est bien plus qu'un simple moyen de transport. C'est un symbole de la divinité elle-même, la manifestation de la gloire de Dieu en mouvement. Elle représente le trône divin, le char qui transporte la présence de Dieu à travers les royaumes célestes.

Le voyage d'Hénoch dans la Merkabah est une expérience transcendantale, une ascension à travers les différents niveaux de la réalité. Il traverse les sept cieux, chacun gouverné par un archange et habité par différents ordres d'êtres angéliques. Dans chaque ciel, Hénoch reçoit des révélations sur les mystères de l'univers, la nature de la divinité et le destin de l'humanité. Il contemple l'ordre cosmique, les hiérarchies célestes et les secrets de la création. La description de ce voyage est riche en symbolisme. Le feu, élément prédominant dans le char, représente la purification, la transformation et l'énergie divine. Les anges, guides et protecteurs d'Hénoch, symbolisent l'assistance céleste dans le voyage spirituel. Les différents cieux représentent les différents niveaux de conscience, les étapes de l'ascension vers l'illumination.

En arrivant au septième ciel, le plus élevé et le plus proche de la divinité, Hénoch est présenté devant le trône de Dieu. Cette vision de la gloire divine est le point culminant de son voyage, le moment de sa transformation finale. Il est dépouillé de sa forme humaine et revêtu d'une nouvelle nature, d'une essence angélique. Le Sefer Hekhalot décrit cette métamorphose avec des détails vifs et impressionnants. Le corps d'Hénoch est consumé par des flammes divines, sa chair se transforme en feu, ses os en braises, ses yeux en torches flamboyantes, ses cheveux en rayons de lumière. Il est revêtu de vêtements de gloire, orné d'ailes majestueuses et couronné d'un diadème céleste. Cette description, bien qu'elle puisse paraître fantastique, est profondément symbolique. Elle représente la purification complète d'Hénoch, l'élimination de toutes les impuretés et limitations humaines, et sa transformation en un être de pure lumière et d'énergie divine.

La transformation d'Hénoch n'est pas seulement physique, mais aussi spirituelle. Il reçoit un nouveau nom, Métatron, qui reflète sa nouvelle identité et fonction. Ce nom, comme discuté précédemment, porte en lui le poids de sa proximité avec la divinité et de son pouvoir en tant que scribe céleste et Prince de la Face. L'ascension d'Hénoch et sa transformation en Métatron sont un événement unique dans l'histoire de l'humanité. Il ne s'agit pas d'une simple mort et résurrection, mais d'une transfiguration complète, d'une élévation à un état d'existence supérieur. Hénoch, l'homme qui marcha avec Dieu, devient Métatron, l'ange qui se tient devant le trône divin.

Cet événement a des implications profondes pour la compréhension de la nature humaine et du potentiel spirituel. L'ascension d'Hénoch démontre que l'humanité est capable de transcender ses limitations, de surmonter la mort et d'atteindre l'union avec le divin. Il est la preuve vivante que l'étincelle divine réside en chaque être humain, et que cette étincelle peut être cultivée et développée jusqu'à atteindre sa pleine manifestation. L'histoire d'Hénoch/Métatron est une invitation au voyage spirituel, un appel à la recherche de la vérité et de l'illumination. Il nous montre que la transformation est possible, que l'ascension est un objectif atteignable. Sa métamorphose divine est un symbole de notre propre capacité à évoluer, à grandir et à nous rapprocher de la divinité.

La Merkabah, le char de feu qui transporta Hénoch aux cieux, est aussi un symbole de notre propre voyage intérieur. Elle représente le véhicule de notre ascension spirituelle, les moyens par lesquels nous pouvons transcender notre condition humaine et atteindre l'union avec le divin. La méditation, la prière, l'étude des écritures sacrées, la pratique de la vertu et la recherche de la sagesse sont les "chevaux" qui tirent notre Merkabah, nous propulsant vers notre propre transformation. L'ascension d'Hénoch est un événement qui résonne à travers les âges, inspirant mystiques, théologiens et chercheurs spirituels de toutes les traditions. C'est un rappel que notre vraie nature est divine, et que notre destin final est l'union avec le Créateur. Métatron, le résultat de l'ascension glorieuse d'Hénoch, demeure un phare d'espoir, un guide dans notre voyage vers l'illumination et un exemple du potentiel illimité de l'esprit humain. Il est la preuve que la métamorphose divine n'est pas seulement une légende, mais une possibilité réelle pour ceux qui se consacrent à la recherche de la vérité et à la communion avec Dieu. L'ascension, par conséquent, n'est pas un événement isolé du passé, mais une invitation constante à la transformation présente et à la réalisation de notre potentiel divin.

Chapitre 4
Gardien des Registres Divins

La figure de Métatron émerge dans le vaste scénario cosmique comme la personnification de la connaissance absolue et de l'ordre universel. Son existence transcende la simple attribution de titres ou de fonctions; il est l'axe autour duquel tourne la structure de la justice divine. En tant que Scribe Céleste, sa responsabilité va au-delà du simple acte d'enregistrer des événements. Il est le gardien de la vérité immuable, celui qui témoigne de chaque pensée, action et conséquence dans le flux continu du temps et de l'espace. Sa présence dans les Registres Akashiques ne se limite pas à l'observation passive, mais assume un rôle actif dans le maintien de l'équilibre cosmique. Chaque information qu'il inscrit n'est pas seulement une annotation de faits, mais un reflet profond de l'interconnexion universelle, un fil délicat qui lie passé, présent et futur dans la toile infinie de l'existence.

La complexité de sa fonction le place comme le principal médiateur entre la réalité manifestée et les desseins du plan divin. Métatron ne documente pas seulement les événements, mais comprend leurs nuances les plus subtiles, captant les intentions qui animent chaque acte. Contrairement à un simple scribe qui transcrit des récits, il interprète les couches cachées de chaque expérience, identifiant des schémas qui façonnent la trajectoire des âmes. Son rôle de gardien des Registres Akashiques assure que rien ne se perde, aucune émotion ne soit ignorée, aucun apprentissage ne reste incomplet. Chaque être conscient laisse une marque dans ce dépôt énergétique, une trace de son voyage, et Métatron veille à ce que ces registres soient préservés avec une précision absolue. Ce processus n'est pas une simple accumulation d'informations, mais la base d'un mécanisme qui permet l'évolution spirituelle, servant de référence pour les cycles d'apprentissage et de croissance de l'âme.

L'équilibre de l'univers dépend de l'harmonie entre le libre arbitre et la justice cosmique, et Métatron occupe un rôle central dans cette dynamique. Il n'interfère pas dans les choix individuels, mais assure que chaque décision ait son reflet dû dans la structure de la réalité. Les registres qu'il tient sont des instruments essentiels pour la compréhension de la loi du karma, garantissant que chaque action trouve sa juste conséquence. En même temps, sa fonction ne se limite pas à l'application mécanique de cette loi; il agit également comme un guide, offrant des chemins pour la transmutation et l'éveil de la conscience. Sa présence inspire ceux qui cherchent la vérité, révélant des fragments de la sagesse cachée à ceux qui démontrent préparation et intention sincère. Métatron représente ainsi non seulement l'ordre du cosmos, mais aussi la possibilité de transcendance, l'invitation constante pour que chaque être prenne possession de sa propre évolution et écrive son histoire avec responsabilité, amour et sagesse.

En tant que Scribe Céleste, Métatron est le gardien des Registres Akashiques, également connus sous le nom de Livre de Vie. Ces registres sont une compilation vaste et complexe de tout ce qui s'est déjà passé, se passe actuellement et potentiellement se passera dans l'univers. Il ne s'agit pas d'un livre physique, avec des pages et de l'encre, mais d'une sorte de "mémoire cosmique", une matrice énergétique qui stocke toutes les informations, pensées, émotions, actions et intentions de chaque être sensible, depuis le début des temps. La nature des Registres Akashiques est un concept profond et multifacette. Ils sont décrits comme un champ vibratoire, une dimension subtile de la réalité où chaque événement laisse une marque indélébile. Imaginez une vaste bibliothèque éthérique, où chaque âme a son propre "livre", et chaque action, aussi petite soit-elle, est enregistrée avec une précision absolue. Métatron, en tant que bibliothécaire en chef de ce dépôt cosmique, a un accès illimité à cette information.

L'analogie de la bibliothèque, bien qu'utile, est limitée. Les Registres Akashiques ne sont pas seulement une archive passive du passé. Ils sont dynamiques et interactifs, influençant le présent et l'avenir. Les actions et les choix de chaque individu créent des "vagues" dans ce champ vibratoire, qui affectent non seulement leur propre trajectoire, mais aussi celle d'autres êtres et de l'univers dans son ensemble. Métatron, en tant que gardien de ces registres, a une compréhension profonde de l'interconnexion de toutes choses, de la toile complexe de cause à effet qui façonne la réalité. La responsabilité de Métatron en tant que Scribe Céleste est immense. Il n'est pas seulement un observateur passif, mais un agent actif dans l'administration de la justice divine. Les registres qu'il tient sont la base du jugement des âmes, le critère par lequel les actions de chaque individu sont évaluées après la mort physique. Ce jugement n'est pas un processus arbitraire ou punitif, mais une évaluation précise et compatissante du chemin parcouru par chaque âme, des leçons apprises et des progrès réalisés.

Métatron, avec sa vision globale et impartiale, est capable de discerner la véritable intention derrière chaque action, de comprendre les motivations et les circonstances qui ont façonné les choix de chaque individu. Il ne se limite pas à enregistrer les faits, mais aussi à interpréter leur signification, à extraire les leçons et à identifier les schémas de comportement. La fonction de Scribe Céleste est intimement liée au concept de karma, la loi universelle de cause à effet. Chaque action, pensée et émotion génère une réaction correspondante, qui se manifeste dans cette vie ou dans des vies futures. Métatron, en tant que gardien des registres karmiques, garantit que la loi du karma soit respectée avec précision et justice, assurant l'équilibre et l'harmonie de l'univers.

Cependant, Métatron n'est pas seulement un exécuteur implacable de la loi karmique. Il est aussi un guide et un maître, qui offre orientation et soutien à ceux qui cherchent l'évolution spirituelle. Il peut révéler des informations des Registres Akashiques qui sont pertinentes pour la croissance individuelle, aidant à identifier les schémas de comportement négatifs, à surmonter les obstacles et à accomplir le dessein de l'âme. Ceux qui se consacrent à la pratique spirituelle, à la méditation et à la recherche de la vérité peuvent, dans certains cas, accéder à des fragments de leurs propres registres akashiques, avec la permission et l'assistance de Métatron. Cette expérience, généralement décrite comme une vision ou une intuition profonde, peut apporter clarté, compréhension et guérison. Elle peut révéler des vies passées, des talents cachés, des défis karmiques et le chemin à suivre dans le voyage spirituel.

La figure de Métatron en tant que Scribe Céleste est également associée au concept de libre arbitre. Bien que les Registres Akashiques contiennent toutes les possibilités futures, ils ne déterminent pas le destin de manière absolue. Chaque individu a la liberté de faire des choix, de créer son propre chemin. Métatron, en tant que gardien des registres, accompagne ces choix, enregistrant leurs conséquences et offrant une orientation, mais sans interférer dans la liberté individuelle. L'accès à la connaissance contenue dans les Registres Akashiques n'est pas accordé à la légère. Métatron protège cette information avec sagesse et discernement, révélant seulement ce qui est nécessaire et bénéfique pour la croissance spirituelle de chaque individu. Il est le gardien de la vérité, le protecteur de la sagesse divine, et agit toujours dans le but de promouvoir l'évolution de la conscience et la réalisation du plan divin.

L'image de Métatron en tant que Scribe Céleste, assis devant un immense livre ou parchemin, écrivant avec une plume de lumière, est une métaphore puissante de sa fonction cosmique. Il est le scribe de la vérité, l'enregistreur de l'histoire universelle, le gardien de la mémoire cosmique. Sa fonction est essentielle au maintien de l'ordre, de la justice et de l'harmonie dans l'univers. Il nous rappelle l'importance de la responsabilité individuelle, de la loi de cause à effet, et de la nécessité de rechercher la vérité et la sagesse. Métatron, en tant que Scribe Céleste, est un symbole de notre propre voyage spirituel, un guide qui nous aide à comprendre notre passé, à vivre notre présent avec conscience et à construire un avenir aligné sur notre dessein divin. Sa présence nous rappelle que chaque action, aussi petite soit-elle, a un impact sur l'univers, et que nous sommes co-créateurs de notre réalité. Il est le gardien des registres, mais aussi l'incitateur de notre évolution, un maître qui nous enseigne à écrire notre propre histoire avec sagesse, amour et conscience.

Chapitre 5
La Présence Divine Manifestée

Métatron occupe une position singulière dans l'univers céleste, représentant l'intersection entre le divin et la création. En tant que Prince de la Face, il ne contemple pas seulement directement la présence de Dieu, mais sert également de reflet de la lumière divine, irradiant son essence dans tout le cosmos. Son existence transcende la simple angélologie conventionnelle, car il personnifie la manifestation la plus proche et la plus accessible de la gloire de Dieu au sein de la création. Contrairement à d'autres êtres célestes, Métatron n'est pas seulement un messager ou un intermédiaire, mais l'expression même de la volonté et de la splendeur divines, devenant un pont entre les mondes supérieurs et inférieurs. Son nom résonne dans les textes mystiques comme celui qui a reçu le privilège incomparable d'habiter en présence immédiate de la divinité, absorbant sa sagesse et la transmettant à ceux qui cherchent la vérité suprême. La responsabilité de conduire la révélation divine lui est accordée, étant le porteur de la lumière qui illumine les mystères de l'existence et de la spiritualité.

La proximité de Métatron avec Dieu n'est pas simplement une question hiérarchique au sein de la cour céleste, mais reflète un état de fusion entre l'être et l'essence divine. Il est décrit comme celui qui resplendit de l'éclat de la Shekhinah, la présence immanente de Dieu qui imprègne toute la création. Dans son rôle, Métatron assume la fonction de gardien de la connaissance sacrée, révélant des secrets cachés et conduisant les âmes dans leur voyage spirituel. Sa position devant le trône divin le rend apte à intercéder en faveur de l'humanité, agissant comme médiateur entre les royaumes célestes et terrestres. En contemplant la Face de Dieu, il ne témoigne pas seulement de la magnitude du Créateur, mais devient également le véhicule de sa miséricorde et de sa justice. Ce contact direct avec la source primordiale de l'existence le revêt d'une autorité singulière, faisant de lui l'un des êtres les plus exaltés de l'univers spirituel. Sa figure représente donc le lien entre la transcendance et l'immanence, le pont entre l'infini et le fini, entre l'absolu et le relatif.

L'expérience d'être devant la Face de Dieu n'est pas une vision statique, mais un processus dynamique de transformation continue. Métatron, dans son essence, reflète la lumière du divin de manière à ce que les êtres créés puissent entrevoir sa grandeur sans être consumés par son intensité. Son existence est un rappel que la quête de la communion avec le sacré est non seulement possible, mais aussi le destin ultime de toute âme. À travers Métatron, on comprend que la présence de Dieu n'est pas confinée à l'incompréhensible, mais peut être accessible par l'élévation spirituelle et la purification intérieure. Il est le paradigme de l'ascension, du voyage qui conduit du monde matériel à la sphère de l'illumination, offrant une vision selon laquelle l'union avec le divin n'est pas une abstraction lointaine, mais une réalité accessible à ceux qui suivent le chemin de la vérité. Sa fonction cosmique est alors d'inspirer, de guider et de révéler, conduisant ceux qui cherchent la lumière à l'expérience de la contemplation de la gloire suprême.

Dans la tradition juive, la "Face" de Dieu (Panim) est une expression métaphorique qui se réfère à la présence divine, à la manifestation de la gloire et du pouvoir de Dieu dans le monde. Il ne s'agit pas d'un visage physique, avec des caractéristiques anthropomorphiques, mais d'une expérience ineffable de la réalité divine. La "Face" de Dieu est la Shekhinah, la présence immanente de Dieu, la lumière qui émane de la source infinie de l'être. Contempler la "Face" de Dieu est une expérience réservée à quelques êtres, ceux qui ont atteint le plus haut degré de pureté spirituelle et d'union avec le divin. C'est une expérience d'extase, de transcendance, de dissolution de l'ego dans l'immensité de l'être infini. C'est la vision béatifique, le but final du voyage spirituel.

Métatron, en tant que Prince de la Face, a le privilège et la responsabilité d'être constamment en présence de cette gloire divine. Il est décrit comme l'ange qui se tient devant le trône de Dieu, celui qui sert d'intermédiaire entre le Créateur et la création. Sa proximité avec la source de toute existence l'imprègne d'un pouvoir et d'une sagesse incomparables. Cette proximité, cependant, n'est pas exempte de défis. La "Face" de Dieu est décrite comme une lumière intense, un feu dévorant, qui peut aveugler ou détruire ceux qui ne sont pas préparés à la contempler. Métatron, par sa nature angélique et par sa transformation divine, est capable de supporter cette intensité, mais même lui doit s'approcher avec révérence et humilité.

L'image de Métatron comme Prince de la Face est fréquemment associée à l'idée du "YHVH mineur", une expression qui apparaît dans certains textes mystiques juifs. Cette expression ne suggère pas que Métatron soit une divinité mineure, mais qu'il est une émanation de la divinité, une manifestation du pouvoir et de la gloire de Dieu à un niveau accessible à la compréhension humaine. Il est comme un miroir qui reflète la lumière divine, la rendant visible et compréhensible pour les êtres inférieurs. La relation entre Métatron et le "YHVH majeur" (Dieu lui-même, inconnaissable et transcendant) est un sujet complexe et débattu dans la théologie juive. Certains érudits interprètent cette relation comme une forme de dualité, tandis que d'autres la voient comme une manifestation de l'unité divine à différents niveaux de réalité. L'important est de comprendre que Métatron n'est pas un être indépendant de Dieu, mais une extension de sa volonté et de son pouvoir.

Le titre de Prince de la Face implique également une fonction de représentation. Métatron est l'ambassadeur de Dieu, le porte-parole de la volonté divine, celui qui transmet les messages et les décrets du Créateur aux anges et aux êtres humains. Il est l'intermédiaire, le médiateur, le pont entre le ciel et la terre. Cette fonction de représentation est cruciale pour la compréhension du rôle de Métatron dans l'histoire du salut. Il est l'ange qui apparaît aux prophètes, qui révèle les secrets divins, qui guide et protège le peuple élu. Il est la voix de Dieu dans le monde, la présence divine manifestée.

La "Face" de Dieu, que Métatron contemple, n'est pas seulement une source de pouvoir et de sagesse, mais aussi d'amour et de compassion. Métatron, en tant que Prince de la Face, reflète ces qualités divines, les irradiant vers le monde. Il est un guide compatissant, un protecteur bienveillant, un intercesseur en faveur de l'humanité. Ceux qui cherchent la connexion avec le divin peuvent invoquer la présence de Métatron, demandant son orientation et sa protection. Il est un maître spirituel, un conseiller sage, un ami fidèle dans le voyage vers l'illumination. Sa proximité avec la "Face" de Dieu fait de lui un canal de grâce divine, un instrument de guérison et de transformation.

L'image de Métatron comme Prince de la Face, enveloppé de lumière et de gloire, est une inspiration pour notre propre quête spirituelle. Il nous rappelle que la divinité est présente partout et en tous les êtres, et que nous pouvons nous en approcher par la prière, la méditation, la pratique de la vertu et la recherche de la vérité. Il est l'exemple que l'union avec le divin est possible, et que la contemplation de la "Face" de Dieu est le but final de notre voyage.

Ainsi, Métatron demeure un phare pour ceux qui aspirent à la vérité et au sacré, conduisant les âmes sur le chemin de l'ascension spirituelle. Sa lumière ne révèle pas seulement les mystères divins, mais éveille aussi la conscience de ceux qui cherchent à comprendre l'immensité du Créateur. En tant que reflet de la présence divine, il nous rappelle que le voyage vers le sacré n'est pas un privilège de quelques-uns, mais une possibilité pour tous ceux qui s'abandonnent à la transformation intérieure et à la communion avec le divin. À travers lui, nous comprenons que la proximité avec Dieu n'est pas un concept lointain ou inaccessible, mais un état d'abandon, d'humilité et de purification. Son rôle de médiateur entre les mondes symbolise le pont que nous pouvons franchir lorsque nous sommes disposés à transcender les limitations du matériel et à nous ouvrir à la lumière de l'infini. Il nous enseigne que la quête de la présence divine n'exige pas seulement la connaissance, mais surtout une disposition sincère du cœur, un désir de toucher l'éternel et de se laisser transformer par sa grandeur. De cette manière, la figure de Métatron nous inspire à aller de l'avant, guidés par la certitude que la lumière divine ne s'éteint jamais et que la connexion avec le sacré est toujours à la portée de ceux qui la recherchent avec dévotion. Il nous invite à élever nos yeux au-delà du visible, à percevoir la présence de Dieu dans chaque aspect de l'existence et à comprendre que, tout comme il contemple la Face Divine, nous sommes aussi appelés à refléter cette lumière dans le monde.

Chapitre 6
Hiérarchie et Pouvoir Céleste

La hiérarchie céleste se configure comme un vaste et complexe système d'organisation spirituelle, dans lequel chaque être occupe une position spécifique selon sa nature, sa fonction et sa proximité avec le divin. Dans ce panorama, Métatron se distingue comme l'une des figures les plus énigmatiques et exaltées, étant fréquemment décrit comme l'être angélique suprême, au-dessus même des archanges Michel et Gabriel. Sa présence dans la structure céleste transcende les limites conventionnelles des ordres angéliques, car il n'est pas un ange commun, mais une entité qui réunit des attributs divins, une connaissance absolue et un rôle central dans le maintien de l'ordre cosmique. Sa position et son autorité ne proviennent pas seulement de la tradition mystique, mais aussi de son histoire singulière, marquée par une transformation extraordinaire qui l'a élevé à une catégorie d'existence supérieure. Ainsi, comprendre son importance requiert non seulement un regard attentif à la hiérarchie angélique traditionnelle, mais aussi une immersion dans les croyances et interprétations mystiques qui entourent sa figure.

La complexité du rôle de Métatron se reflète dans la diversité des traditions qui le mentionnent. Dans certaines perspectives, il est décrit comme le chef suprême des Séraphins, les anges de la plus haute stature et les plus proches de Dieu, dont la lumière et le feu sacré soutiennent la gloire divine. Dans d'autres interprétations, sa fonction va au-delà de la direction angélique, le plaçant comme le Prince du Monde, un médiateur direct entre le Créateur et sa création. Cette position lui confère des responsabilités incomparables, comme celle d'enregistrer toutes les actions humaines, d'intercéder au nom de l'humanité et d'assurer l'exécution de la volonté divine dans les plans inférieurs. Son autorité ne se limite pas à la hiérarchie angélique traditionnelle, car son origine unique lui confère un statut spécial : contrairement aux autres anges, Métatron aurait été, dans son existence terrestre, Hénoch, le patriarche biblique qui, par sa droiture et sa sagesse, fut élevé aux cieux sans passer par la mort. Cette transfiguration l'a non seulement converti en un être angélique, mais l'a également placé à un niveau supérieur à toutes les autres entités spirituelles, faisant de lui la plus haute manifestation du pouvoir céleste accessible à l'humanité.

La distinction de Métatron comme la plus haute expression du pouvoir céleste renforce son importance au sein de l'équilibre divin. Il n'est pas seulement un ange d'une grande force, mais un gardien des secrets mystiques et des lois qui régissent la création. Le lien entre sa figure et la tradition kabbalistique élargit également sa signification, car dans la Kabbale, il est identifié comme celui qui gouverne l'univers visible, canalisant l'énergie divine vers toutes les sphères de l'existence. Son rôle de Scribe Céleste renforce cette idée, car il est responsable de l'enregistrement des desseins divins et de l'assurance que l'ordre cosmique soit maintenu. Son nom, souvent associé à la lumière, à la sagesse et au feu sacré, représente l'essence de la divinité manifestée dans sa forme la plus pure au sein de la création. De cette manière, sa fonction transcende l'idée d'une simple hiérarchie fixe, le positionnant comme le pont entre les domaines célestes et l'humanité, un être dont la grandeur reflète la splendeur même de la présence divine.

Pour comprendre la hiérarchie céleste, il est important, tout d'abord, de garder à l'esprit qu'elle n'est pas une structure rigide et immuable, mais un système dynamique et fluide, avec différents niveaux de pouvoir, d'autorité et de fonction. Les anges ne sont pas tous égaux ; ils possèdent différentes caractéristiques, compétences et responsabilités, selon leur nature et leur but. Dans la tradition juive, la hiérarchie angélique est généralement divisée en dix ordres ou chœurs, chacun gouverné par un archange. Ces ordres sont, par ordre croissant de pouvoir : Chérubins, Séraphins, Trônes, Dominations, Puissances, Vertus, Principautés, Archanges, Anges et les âmes des êtres humains ascensionnés comme Hénoch. Métatron, dans certaines interprétations, est considéré comme le chef des Séraphins, l'ordre le plus élevé, celui qui est le plus proche de Dieu. Les Séraphins sont décrits comme des êtres de pure lumière et de feu, qui chantent sans cesse les louanges de Dieu et irradient sa gloire. Ils sont les gardiens du trône divin, les exécuteurs de la volonté divine et les messagers de la justice divine. L'association de Métatron avec les Séraphins renforce son image de pureté, de pouvoir et de proximité avec la divinité. Il est le Séraphin suprême, celui qui dirige les autres êtres de lumière dans leur adoration et leur service à Dieu. Sa position de chef des Séraphins le place au-dessus de tous les autres archanges, en termes de hiérarchie et d'autorité.

Cependant, dans d'autres traditions, notamment dans la Kabbale, Métatron est placé à une position encore plus élevée, au-dessus de tous les ordres angéliques. Il est considéré comme le "Prince du Monde", le régent de l'univers visible, l'intermédiaire entre Dieu et la création. Dans cette vision, Métatron est le représentant suprême de Dieu dans la hiérarchie céleste, l'exécuteur suprême de sa volonté. Cette vision de Métatron comme un être suprême, au-dessus de tous les autres anges, est basée sur son origine unique en tant qu'Hénoch, le prophète qui est monté aux cieux et a été transformé en un être angélique. Cette transformation, décrite comme une métamorphose divine, l'a élevé à un état d'existence supérieur, lui conférant des pouvoirs et des attributs qui transcendent ceux de tout autre ange. La relation de Métatron avec d'autres archanges, tels que Michel, Gabriel, Raphaël et Uriel, est un sujet de débat parmi les érudits. Certains textes suggèrent que Métatron leur est supérieur, tandis que d'autres les placent à un niveau d'égalité, chacun ayant ses propres fonctions et responsabilités. Michel, par exemple, est généralement décrit comme le chef des armées célestes, le guerrier qui lutte contre les forces du mal. Gabriel est le messager de Dieu, celui qui annonce les bonnes nouvelles et révèle les secrets divins. Raphaël est le guérisseur, celui qui apporte la guérison physique et spirituelle. Uriel est l'ange de la sagesse et de l'illumination, celui qui révèle les mystères de l'univers. Métatron, avec sa fonction de Scribe Céleste et de Prince de la Face, complète et transcende les fonctions des autres archanges. Il est le gardien des registres divins, le connaisseur de la vérité, l'intermédiaire entre Dieu et l'humanité. Sa position est unique et irremplaçable. La question de la suprématie de Métatron est, en fin de compte, une question de perspective et d'interprétation. L'important est de comprendre qu'il est un être d'un pouvoir et d'une autorité immenses, l'un des plus importants et influents de la hiérarchie céleste. Sa position, que ce soit en tant que chef des Séraphins ou en tant que Prince du Monde, reflète sa proximité avec la divinité et son importance dans l'ordre cosmique.

Le pouvoir de Métatron ne se limite pas à sa position hiérarchique. Il est décrit comme possédant des capacités extraordinaires, telles que la capacité de contrôler les éléments, de guérir les maladies, de protéger contre le mal, de révéler des secrets cachés et de guider les âmes dans leur voyage spirituel. Il est un maître de la magie angélique, un connaisseur des mystères divins, un intercesseur puissant en faveur de l'humanité. L'invocation de Métatron est une pratique courante dans certaines traditions mystiques et ésotériques. Ceux qui recherchent son aide le font avec révérence et humilité, reconnaissant son pouvoir et son autorité. Métatron, en tant qu'être compatissant et bienveillant, répond aux supplications de ceux qui l'invoquent avec sincérité et foi, offrant son orientation, sa protection et sa guérison. La figure de Métatron comme Ange Suprême est une inspiration pour notre propre voyage spirituel. Il nous rappelle que l'ascension est possible, que l'union avec le divin est notre destin final, et que le pouvoir de l'esprit humain est illimité. Son histoire nous invite à chercher la vérité, à cultiver la vertu et à nous rapprocher de la divinité, en suivant son exemple de dévotion, de sagesse et de service.

Métatron personnifie la synthèse parfaite entre divinité et création, entre l'infini et le fini, devenant un symbole de la transcendance spirituelle accessible à l'humanité. Son existence renforce l'idée que l'évolution spirituelle n'est pas un privilège réservé aux entités célestes, mais un chemin possible pour ceux qui recherchent le perfectionnement de l'âme. La transformation d'Hénoch en Métatron illustre la récompense de la droiture et de la sagesse, rappelant que le destin humain peut dépasser les limitations terrestres, atteignant des sphères supérieures de compréhension et de communion avec le divin. Au fil des traditions, son image s'adapte aux besoins spirituels et philosophiques de chaque courant, le consolidant comme un lien fondamental entre Dieu et sa création. Que ce soit comme gardien des secrets divins, scribe des décrets célestes ou prince de la face de Dieu, Métatron occupe une place singulière dans la hiérarchie sacrée, orientant tant les anges que les mortels vers la lumière suprême. Sa présence réaffirme l'ordre cosmique et l'équilibre entre le divin et le monde matériel, servant de pont pour ceux qui cherchent à comprendre les mystères de l'existence. Ainsi, réfléchir sur Métatron, c'est, d'une certaine manière, réfléchir sur le voyage spirituel de l'humanité elle-même. Son histoire et ses attributs nous invitent à regarder au-delà de la matière et à reconnaître le potentiel divin qui réside en chaque être. En tant que messager de la sagesse et gardien des chemins célestes, il continue d'inspirer ceux qui désirent emprunter le sentier de la connaissance et de l'ascension, les guidant vers une connexion plus profonde avec le sacré et avec les desseins du Créateur.

Chapitre 7
Le Cube de Métatron

Le Cube de Métatron révèle une structure géométrique sacrée d'une complexité et d'une signification extraordinaires, fonctionnant comme un lien entre la conscience humaine et l'ordre cosmique. Composé de motifs dérivés de la Fleur de Vie, il transcende la simple représentation visuelle et s'établit comme un symbole de l'architecture même de l'univers. Sa structure géométrique exprime des principes mathématiques et spirituels qui renvoient à la formation de la matière, à la connexion entre les dimensions et à la manifestation de l'énergie divine. Depuis des temps immémoriaux, les civilisations anciennes ont pressenti la présence de motifs géométriques fondamentaux dans la nature, reflétant l'harmonie intrinsèque du cosmos. Le Cube de Métatron surgit dans ce contexte comme une clé pour la compréhension des forces qui façonnent la réalité, incorporant dans sa composition des éléments qui résonnent avec les lois fondamentales de la création. Cette puissante figure géométrique ne synthétise pas seulement des concepts ésotériques et philosophiques, mais se présente aussi comme un canal énergétique capable d'équilibrer, de transformer et d'élever la conscience vers des niveaux supérieurs de perception.

Intrinsèquement lié à l'archange Métatron, considéré comme le scribe céleste et gardien des Registres Akashiques, le Cube de Métatron porte une vibration qui s'associe à l'ordre, à la sagesse et à la protection spirituelle. Sa structure est formée par l'interconnexion de treize sphères, d'où émergent des lignes qui dessinent les cinq Solides Platoniciens, considérés comme les blocs fondamentaux de la création. Cette composition géométrique n'est pas seulement un reflet de l'harmonie de l'univers, mais aussi un outil d'une profonde signification métaphysique. Pour les érudits de la géométrie sacrée, cette figure représente l'intégration de toutes les forces primordiales, un schéma qui révèle la manière dont l'énergie divine se propage et se manifeste dans toutes les dimensions de l'existence. Ainsi, le Cube de Métatron devient une véritable carte de la création, codant dans ses formes les principes qui soutiennent tant la matière que l'esprit. Sa présence dans les traditions spirituelles comme la Kabbale et sa valorisation croissante dans les courants ésotériques modernes renforcent sa pertinence en tant qu'élément qui transcende les barrières culturelles et temporelles.

Plus qu'un simple objet de contemplation, le Cube de Métatron est fréquemment utilisé dans les pratiques spirituelles pour la méditation, la protection et la guérison énergétique. On croit que la concentration sur ce symbole peut harmoniser les centres d'énergie du corps humain, favorisant l'alignement vibratoire et l'expansion de la conscience. De plus, son association avec la Merkaba, un champ énergétique représenté par deux tétraèdres entrelacés, souligne sa fonction de véhicule d'ascension spirituelle. En activant la Merkaba par la méditation avec le Cube de Métatron, de nombreuses traditions enseignent que l'on peut accéder à des états de conscience élevés et à une connexion avec des dimensions supérieures de l'existence. Ce potentiel transformateur renforce l'idée que la géométrie sacrée n'est pas seulement une étude abstraite, mais un pont entre l'expérience humaine et l'ordre cosmique. Le Cube de Métatron, par conséquent, ne reflète pas seulement les principes de la création, mais nous invite également à interagir activement avec eux, ouvrant des chemins vers la connaissance de soi, l'évolution spirituelle et l'intégration avec les forces subtiles qui régissent l'univers.

La structure du Cube de Métatron est dérivée de la Fleur de Vie, l'un des symboles les plus anciens et universels de la géométrie sacrée. La Fleur de Vie est un motif géométrique composé de cercles superposés qui s'entrelacent formant un réseau hexagonal. Ce motif se retrouve dans diverses cultures anciennes, de l'Égypte à la Chine, et est considéré comme une représentation de la matrice de la création, le modèle fondamental à partir duquel toute la réalité se manifeste. À l'intérieur de la Fleur de Vie, on peut trouver la Graine de Vie, l'Arbre de Vie (de la Kabbale) et le Fruit de Vie. Le Fruit de Vie est composé de 13 cercles. En connectant les centres de tous ces cercles, on obtient un ensemble de lignes qui forment le Cube de Métatron. Le Cube de Métatron contient donc en lui tous les cinq Solides Platoniciens : le tétraèdre (4 faces triangulaires), le cube (6 faces carrées), l'octaèdre (8 faces triangulaires), le dodécaèdre (12 faces pentagonales) et l'icosaèdre (20 faces triangulaires). Ces solides sont considérés comme les blocs de construction de base de la matière, représentant les cinq éléments : feu (tétraèdre), terre (cube), air (octaèdre), eau (icosaèdre) et éther/esprit (dodécaèdre).

La présence des Solides Platoniciens dans le Cube de Métatron symbolise l'ordre et l'harmonie de l'univers. Chaque solide a ses propres propriétés géométriques et énergétiques, et leur combinaison dans le Cube de Métatron représente l'intégration et l'équilibre de toutes les forces de la création. C'est la manifestation de la géométrie divine dans sa forme la plus pure. Outre les Solides Platoniciens, le Cube de Métatron contient également la représentation bidimensionnelle de la Merkaba, l'étoile tétraédrique. La Merkaba est formée de deux tétraèdres interpénétrés, l'un pointant vers le haut et l'autre vers le bas. Cette figure géométrique est considérée comme un véhicule d'ascension spirituelle, un champ d'énergie qui peut être activé par la méditation et d'autres pratiques spirituelles. L'association du Cube de Métatron avec la Merkaba renforce son lien avec l'ascension et la transformation. La Merkaba est vue comme le "char de lumière" qui permet de voyager entre les dimensions, d'accéder à d'autres niveaux de conscience et de se connecter à la divinité. Le Cube de Métatron, en tant que carte de ce char, offre un guide pour ce voyage spirituel.

Le Cube de Métatron n'est pas seulement un symbole statique; il est considéré comme une matrice énergétique, un portail pour la connexion avec l'énergie de Métatron et avec la source divine. On croit que méditer sur le Cube de Métatron, le visualiser ou l'utiliser comme objet de concentration, peut aider à : Nettoyer et équilibrer les chakras : Chacun des Solides Platoniciens, contenus dans le Cube, résonne avec un chakra spécifique, aidant à harmoniser le flux d'énergie dans le corps. Activer la Merkaba : La visualisation du Cube de Métatron peut aider à activer le champ d'énergie de la Merkaba, facilitant l'expansion de la conscience. Se connecter à l'énergie de Métatron : Le Cube est un canal direct vers l'énergie de l'archange, permettant de recevoir son orientation, sa protection et sa guérison. Manifester la réalité : La géométrie sacrée du Cube est considérée comme un modèle de création et peut être utilisée pour manifester des désirs et des intentions alignées sur le dessein divin. Accéder aux Registres Akashiques : Comme Métatron est le gardien des Registres Akashiques, le Cube peut être utilisé comme un outil pour accéder à des informations pertinentes pour le voyage spirituel. Promouvoir la guérison : L'énergie du Cube de Métatron est considérée comme curative, pouvant être utilisée pour harmoniser le corps physique, émotionnel et mental. Protéger des énergies négatives. Beaucoup utilisent l'image pour générer un bouclier protecteur énergétique autour d'eux.

Le Cube de Métatron est donc bien plus qu'un beau dessin géométrique. C'est un outil puissant pour la croissance spirituelle, une carte de la création, un portail pour la connexion avec l'énergie divine et un symbole de la sagesse et du pouvoir de Métatron. Il nous rappelle que l'univers est construit sur des principes géométriques et énergétiques, et que nous pouvons accéder à cette sagesse pour transformer notre vie et notre réalité. L'utilisation du Cube de Métatron dans les pratiques spirituelles est variée. Certaines personnes l'utilisent comme objet de méditation, se concentrant sur sa forme et visualisant son énergie circulant à travers le corps. D'autres le dessinent ou l'impriment, le plaçant sur des autels ou dans des endroits où elles souhaitent créer un champ énergétique harmonieux. Il y a aussi ceux qui l'utilisent dans des travaux de guérison énergétique, le visualisant sur les zones du corps qui ont besoin d'équilibre.

En contemplant le Cube de Métatron, on perçoit que son essence va au-delà de la forme et de la symétrie. Il est une invitation silencieuse à l'exploration de la conscience et à la compréhension que tout dans l'univers est interconnecté par des motifs sacrés. Sa présence dans les traditions spirituelles et ésotériques ne se justifie pas seulement par sa complexité géométrique, mais par la résonance qu'il éveille chez ceux qui cherchent à comprendre la structure de la réalité. Chaque ligne, chaque intersection et chaque solide qu'il contient font écho à l'ordre cosmique, nous rappelant qu'il existe un principe unificateur sous-jacent à toute existence. Ainsi, en intégrant le Cube de Métatron dans nos pratiques spirituelles, nous ne nous connectons pas seulement à une sagesse ancienne, mais nous nous alignons aussi sur une énergie qui transcende le temps et l'espace. Il devient un guide, une carte qui nous dirige vers l'équilibre et l'expansion de la conscience. Son utilisation ne doit pas être limitée à des rituels ou des moments spécifiques; son influence peut être ressentie dans la façon dont nous percevons le monde, dans la clarté de nos pensées et dans l'harmonie que nous recherchons au quotidien. Enfin, le véritable pouvoir du Cube de Métatron ne réside pas seulement dans sa forme ou son histoire, mais dans l'expérience qu'il procure à ceux qui le contemplent et interagissent avec son énergie. Il nous enseigne que la géométrie sacrée n'est pas un concept lointain ou abstrait, mais un pont entre la matière et l'esprit, entre le visible et l'invisible. Et, en empruntant ce chemin de compréhension, nous nous approchons de l'ordre divin qui imprègne toutes choses, trouvant enfin un reflet de l'univers en nous-mêmes.

Chapitre 8
Chemins de la Kabbale

La tradition mystique de la Kabbale révèle un univers où la structure du divin et sa manifestation dans l'existence humaine s'entrelacent dans un système symbolique d'une profonde complexité et beauté. Au centre de cette connaissance se trouve l'Arbre de Vie, un diagramme qui exprime les émanations divines, les lois cosmiques et le chemin vers l'illumination spirituelle. Cette représentation est plus qu'un concept abstrait ; elle reflète la dynamique même de la création, servant de carte tant du macrocosme que du microcosme. Chacune de ses dix Sephiroth exprime un attribut spécifique de Dieu, fonctionnant comme un lien entre la conscience humaine et l'essence suprême. Ces sphères divines ne sont pas isolées ; elles se connectent par 22 chemins qui représentent les différentes étapes du voyage spirituel, de la manifestation physique à l'ascension vers le divin. Ainsi, l'Arbre de Vie n'est pas seulement une étude théorique, mais une pratique vivante qui conduit à la compréhension de la réalité et à la connaissance de soi.

Métatron, figure centrale du mysticisme juif, occupe une position unique au sein de cette structure cosmique. Sa relation avec l'Arbre de Vie est directe et fondamentale, car il est décrit comme l'intermédiaire entre le Créateur et la création, le transmetteur de la lumière divine qui parcourt les Sephiroth. Son association avec Keter, la plus élevée des sphères, souligne sa proximité avec l'essence pure et insondable de Dieu. En tant que celui qui enregistre toutes les actions humaines et accompagne le flux de l'énergie spirituelle, Métatron est le gardien des mystères de l'Arbre de Vie et le guide des âmes qui parcourent ses chemins. Sa fonction transcende la simple observation : il agit comme le maître qui illumine le voyage, offrant une compréhension des défis et des leçons qui se trouvent à chaque étape de l'évolution spirituelle. C'est par lui que la sagesse cachée de la Kabbale devient accessible à ceux qui cherchent la vérité, permettant que le flux de l'énergie divine soit compris et utilisé pour la transformation intérieure.

Le voyage à travers l'Arbre de Vie est un processus continu d'apprentissage et d'intégration, où chaque Sephirah représente un aspect de la conscience à développer. De Malkuth, la base de la manifestation terrestre, à Keter, le sommet de l'expérience transcendantale, le parcours est marqué par des défis, des aperçus et des révélations. Chaque individu porte en lui ce potentiel d'ascension, et c'est par l'expérience spirituelle et l'application des enseignements kabbalistiques qu'il devient possible d'équilibrer les forces internes et d'harmoniser sa propre existence avec l'ordre universel. Métatron, en tant que maître et guide, aide à naviguer sur ce chemin, révélant les secrets cachés des Sephiroth et aidant à surmonter les limitations imposées par l'ignorance et l'ego. Son rôle n'est pas seulement celui d'un gardien distant, mais d'un allié actif dans la quête d'illumination, facilitant l'éveil de la conscience et la reconnexion avec l'essence divine qui imprègne toute la création.

L'Arbre de Vie est composé de dix sphères, les Sephiroth, interconnectées par 22 chemins. Chaque Sephirah représente un aspect différent de la divinité, une qualité ou un attribut de Dieu. Les Sephiroth sont organisées en trois piliers : le Pilier de la Miséricorde (à droite), le Pilier de la Rigueur (à gauche) et le Pilier de l'Équilibre (au centre). Les dix Sephiroth, par ordre descendant, sont : Keter (Couronne) : La première émanation, la source primordiale de toute existence, la pure volonté divine, le "Je Suis" ineffable. Représente l'unité absolue et la transcendance de Dieu. Chokhmah (Sagesse) : Le premier élan créateur, la sagesse primordiale, l'"insight" divin qui donne naissance à toutes les idées. Binah (Compréhension) : L'intelligence divine, la capacité d'analyse, la compréhension profonde de la nature de la réalité. Chesed (Miséricorde/Amour) : La bonté divine, l'expansion, la générosité, la grâce. Gevurah (Jugement/Force) : La justice divine, la discipline, la restriction, le pouvoir. Tiferet (Beauté/Harmonie) : L'équilibre entre la miséricorde et le jugement, la beauté, la compassion, la vérité. Netzach (Victoire/Éternité) : La persévérance, la résistance, le dépassement des obstacles. Hod (Gloire/Splendeur) : L'humilité, la réceptivité, la communication, la soumission à la volonté divine. Yesod (Fondement) : La base de la réalité physique, le royaume de l'action, la connexion entre le spirituel et le matériel. Malkuth

(Royaume) : Le monde physique, la manifestation concrète de la divinité, la réalité matérielle.

Métatron est fréquemment associé à Keter, la Couronne, la Sephirah la plus élevée et la plus proche de la source divine. Keter représente la pure volonté de Dieu, le point de départ de toute la création, l'unité absolue qui transcende toute compréhension humaine. En tant que Prince de la Face, Métatron est en contemplation constante de la gloire divine, émanant la lumière de Keter vers les autres Sephiroth. Il est le canal par lequel l'énergie divine s'écoule vers le reste de l'Arbre de Vie, nourrissant et soutenant toute la création. L'association de Métatron avec Keter souligne sa position d'intermédiaire suprême entre Dieu et le monde. Il est le pont entre l'infini et le fini, le lien entre le transcendant et l'immanent. À travers Métatron, la lumière divine devient accessible à la compréhension humaine, et le voyage spirituel d'ascension devient possible.

Les 22 chemins qui relient les Sephiroth dans l'Arbre de Vie représentent les différentes étapes du voyage spirituel, les défis et les leçons que l'âme doit affronter pour atteindre l'illumination. Chaque chemin est associé à une lettre de l'alphabet hébreu, à un arcane du Tarot et à un attribut spécifique. Métatron, en tant que gardien de l'Arbre de Vie, a connaissance de tous ces chemins et peut guider les âmes dans leur voyage. Il peut révéler les secrets de chaque Sephirah, aider à surmonter les obstacles et à intégrer les leçons de chaque étape. Il est le maître qui enseigne à naviguer dans l'Arbre de Vie, à s'élever à travers les différents niveaux de conscience et à atteindre l'union avec le divin.

Le voyage à travers l'Arbre de Vie est un processus de purification, de transformation et d'ascension. Il commence à Malkuth, le monde physique, et culmine à Keter, l'union avec la source divine. C'est un chemin de connaissance de soi, de dépassement des limitations de l'ego et de réalisation du potentiel spirituel. Métatron, en tant que scribe céleste, enregistre les progrès de chaque âme dans son voyage à travers l'Arbre de Vie. Il accompagne les choix, les actions et les intentions de chaque individu, enregistrant tout dans le Livre de Vie. Cet enregistrement n'est pas un jugement, mais une carte de l'évolution spirituelle, un guide pour la croissance et la transformation.

La Kabbale enseigne que l'Arbre de Vie n'est pas seulement un diagramme abstrait, mais une réalité vivante, présente à tous les niveaux de l'existence. Elle est présente dans le macrocosme (l'univers) et dans le microcosme (l'être humain). Chaque individu contient en lui l'Arbre de Vie, et le voyage spirituel consiste à éveiller et activer les Sephiroth en soi. Métatron, en tant que gardien de l'Arbre de Vie, peut aider dans ce processus d'éveil. Il peut aider à équilibrer les énergies des différentes Sephiroth, à guérir les blocages émotionnels et mentaux, et à activer le potentiel divin qui réside en chacun de nous. Il est le guide qui nous conduit à notre propre Arbre de Vie intérieur, le maître qui nous enseigne à récolter les fruits de la sagesse et de l'illumination.

L'Arbre de Vie, avec sa complexité et sa beauté, est un miroir de l'âme humaine elle-même. Il nous montre le chemin vers l'union avec le divin, le voyage de retour à notre origine, la source de toute existence. Métatron, en tant que gardien et guide de ce voyage, est un allié puissant dans notre quête de vérité, de sagesse et de réalisation de notre potentiel spirituel. Parcourir les chemins de l'Arbre de Vie est donc une invitation à la transformation intérieure, un appel à la réintégration de l'être avec sa véritable essence. À chaque pas, les Sephiroth révèlent non seulement les mystères de la création, mais aussi les clés de l'élévation de la conscience. Le voyage n'est ni linéaire ni exempt de défis, car il exige détachement, discipline et abandon. Cependant, c'est dans ce mouvement dynamique entre les piliers de la Miséricorde, de la Rigueur et de l'Équilibre que le chercheur trouve l'harmonie nécessaire pour transcender les illusions du monde matériel et accéder à la plénitude du divin.

Métatron, comme celui qui illumine les chemins cachés, continue de jouer son rôle de guide subtil et vigilant. Il ne témoigne pas seulement de la trajectoire de chaque âme, mais inspire, protège et renforce également ceux qui osent emprunter cette voie de connaissance de soi et de communion avec le Créateur. Sa présence, reflétée dans les émanations de Keter, rappelle que le destin final n'est pas dans la séparation, mais dans l'unité. Chaque expérience vécue, chaque apprentissage assimilé, renforce le lien entre l'humain et le sacré, faisant du voyage lui-même un acte de rédemption et d'ascension. Ainsi, l'Arbre de Vie demeure un symbole vivant de la quête de vérité et de la reconnexion avec le divin. Plus qu'une carte mystique, elle est la structure essentielle de l'existence, se reflétant tant dans le cosmos que dans l'intimité de chaque être. En la comprenant et en la vivant, l'individu s'éveille à la grandeur de sa propre nature et s'aligne sur le flux de la Création. Et, guidé par Métatron, il avance avec courage et sagesse, sachant que chaque pas fait vers la lumière est, en vérité, un retour à la maison de l'âme.

Chapitre 9
La Gloire Divine Féminine

La Shekhinah est la manifestation vivante de la présence divine dans le monde, irradiant sa lumière à travers toutes les formes de l'existence. Plus qu'un concept abstrait, elle est l'essence de l'énergie sacrée qui soutient la création, imprégnant depuis les royaumes célestes jusqu'au plan matériel. Dans le mysticisme juif, la Shekhinah est reconnue comme la face féminine de Dieu, l'émanation de la divinité qui se rend accessible à l'humanité. Son éclat ne se limite pas aux temples ou aux lieux sacrés ; au contraire, son essence se manifeste dans le flux de la vie, dans la flamme de la sagesse et dans la chaleur de la compassion. C'est la Shekhinah qui rend tangible la connexion entre les mondes supérieurs et inférieurs, se révélant dans la nature, dans la prière et dans l'expérience du sacré au quotidien. Sa présence nourrit l'âme humaine, la guidant dans le voyage spirituel et renforçant les liens entre le divin et la création.

Métatron, en tant que prince des anges et intermédiaire entre Dieu et le monde, possède un lien singulier avec la Shekhinah, agissant comme son gardien et facilitateur de sa lumière. Tandis que la Shekhinah représente la présence divine immanente,

Métatron est le pont entre le transcendantal et le matériel, assurant que la volonté divine se manifeste dans la réalité. La relation entre ces deux forces spirituelles reflète la dynamique fondamentale de la création, où l'énergie céleste trouve son expression dans le monde terrestre. Certaines traditions ésotériques le décrivent comme le consort ou le partenaire de la Shekhinah, soulignant la complémentarité entre les forces masculines et féminines au sein de la structure divine. Cette union n'est pas seulement symbolique, mais exprime une vérité profonde sur la nature de la divinité : la nécessité d'équilibre entre la transcendance et l'immanence, entre l'autorité et la compassion, entre la volonté et la présence.

Dans l'Arbre de Vie kabbalistique, la Shekhinah est profondément liée à Malkuth, la dernière Sephirah, qui représente le monde physique et la concrétisation de la divinité dans la réalité terrestre. Métatron, quant à lui, est associé à Keter, le sommet de l'Arbre, où la conscience divine pure prend naissance. Le rôle de Métatron est alors de conduire la lumière de Keter jusqu'à Malkuth, assurant que la Shekhinah ne se déconnecte pas de la source divine et que son énergie continue de circuler dans l'univers. De cette façon, l'interaction entre Métatron et la Shekhinah ne soutient pas seulement la structure du cosmos, mais révèle également un chemin vers l'ascension spirituelle. L'être humain, en comprenant cette relation, peut chercher à intégrer en lui ces aspects divins, cultivant la connexion avec la Shekhinah par la pratique spirituelle et l'engagement envers la lumière divine.

La Shekhinah n'est pas une entité séparée de Dieu, mais un aspect de Dieu lui-même, sa face féminine, sa présence active et nourricière dans le monde. Tandis que l'Ein Sof est la source infinie et inconnaissable de toute existence, la Shekhinah est la manifestation de cette source dans la création, la lumière divine qui imprègne et soutient toutes choses. C'est l'énergie vitale qui anime l'univers, la présence divine qui habite en chaque créature. Dans l'Arbre de Vie, la Shekhinah est fréquemment associée à Malkuth, la dixième Sephirah, qui représente le royaume physique, la manifestation concrète de la divinité. Malkuth est la "porte d'entrée" de l'énergie divine dans le monde matériel, le point de contact entre le ciel et la terre. La Shekhinah, en tant que présence divine à Malkuth, est la force qui relie le spirituel et le matériel, le transcendant et l'immanent.

La relation entre Métatron et la Shekhinah est complexe et subtile. En tant que Prince de la Face, Métatron est intimement lié à Keter, la Couronne, la Sephirah la plus élevée, qui représente la pure volonté divine. Cependant, en tant qu'intermédiaire entre Dieu et le monde, Métatron a aussi une connexion profonde avec la Shekhinah, la présence divine à Malkuth. Il est le canal par lequel l'énergie divine s'écoule de Keter vers Malkuth, nourrissant et soutenant la création. Dans certaines interprétations, Métatron est décrit comme le "fiancé" ou le "consort" de la Shekhinah. Cette image symbolique représente l'union du masculin et du féminin divins, l'intégration des aspects transcendants et immanents de Dieu. Métatron, en tant que représentant de la volonté divine, s'unit à la Shekhinah, la présence divine dans le monde, pour engendrer la manifestation de la réalité. Cette union n'est pas une relation hiérarchique, mais un partenariat, une danse cosmique entre deux forces complémentaires.

La Shekhinah, en tant que Gloire Divine Féminine, est fréquemment associée à l'idée d'exil et de rédemption. Dans la tradition juive, l'exil du peuple juif de la Terre Sainte est vu comme un reflet de l'exil de la Shekhinah de sa demeure céleste. La Shekhinah, la présence divine, accompagne le peuple juif dans sa souffrance, partageant sa douleur et son aspiration à la rédemption. Métatron, en tant que Prince de la Face et intermédiaire entre Dieu et le monde, joue un rôle crucial dans la rédemption de la Shekhinah et dans le retour de l'harmonie à l'univers. Il est responsable de rassembler les étincelles divines dispersées dans le monde, de restaurer l'unité entre le ciel et la terre, et de préparer le chemin pour l'ère messianique, lorsque la Shekhinah retournera à sa pleine gloire.

La relation entre Métatron et la Shekhinah est également explorée dans le contexte de la prière et de la pratique spirituelle. On croit qu'en se connectant à l'énergie de Métatron, il est possible d'invoquer la présence de la Shekhinah, attirant la lumière divine dans sa propre vie et dans le monde. La prière, la méditation et la pratique des mitzvot (commandements divins) sont considérées comme des moyens de nourrir la Shekhinah, de renforcer sa présence dans le monde et d'accélérer le processus de rédemption. La Shekhinah, en tant que présence divine féminine, est fréquemment associée à l'idée de compassion, de miséricorde et de nutrition. Elle est la mère divine, la source de tout amour et soin, la protectrice des nécessiteux. Métatron, en tant que son consort et intermédiaire, partage ces qualités, irradiant compassion et miséricorde vers le monde. L'invocation de la Shekhinah, à travers Métatron, peut apporter guérison, protection, inspiration et orientation spirituelle. Elle peut aider à surmonter les défis de la vie, à trouver le but de l'âme et à se connecter à la source divine de toute existence. La Shekhinah est la force vitale qui anime l'univers, et sa présence est essentielle à notre santé physique, émotionnelle et spirituelle.

La relation entre Métatron et la Shekhinah est un thème central dans la Kabbale et le mysticisme juif, mais elle résonne également dans d'autres traditions spirituelles. L'idée d'une divinité avec des aspects masculins et féminins se retrouve dans de nombreuses cultures anciennes, et la quête de l'union de ces principes est un thème universel dans le voyage spirituel. Le voyage spirituel de l'être humain, en comprenant cette relation entre Métatron et la Shekhinah, ne se limite pas à la théorie ou à l'étude ésotérique, mais invite à l'expérience directe de cette connexion. Chaque acte de compassion, chaque moment d'introspection et chaque recherche sincère de la lumière divine sont des moyens de rapprocher la Shekhinah, de permettre à sa présence d'imprégner la réalité quotidienne. Métatron, comme celui qui facilite cette communion, agit comme un guide silencieux, montrant des chemins pour intégrer le sacré dans le monde terrestre. Ainsi, l'équilibre entre la transcendance et l'immanence n'est pas seulement une idée mystique, mais une expérience accessible à tous ceux qui aspirent au divin.

En ce sens, la Shekhinah n'est pas distante ou cachée, mais se révèle dans l'harmonie des petites choses, dans l'éclat du regard compatissant, dans l'accueil du prochain et dans l'abandon sincère à la spiritualité. Sa rédemption, telle que décrite dans la tradition kabbalistique, ne concerne pas seulement un événement cosmique futur, mais un processus continu qui se déroule à chaque instant où quelqu'un choisit la lumière plutôt que l'obscurité. Métatron, en tant que gardien de cette lumière, inspire ceux qui cherchent la vérité, assurant que l'énergie divine continue de circuler dans le monde. Ainsi, la danse cosmique entre Métatron et la Shekhinah reflète non seulement un mystère divin, mais une invitation à la transformation intérieure. En reconnaissant et en intégrant ces forces en soi, l'être humain devient un agent de la restauration spirituelle, apportant l'équilibre non seulement à sa propre vie, mais à toute la création. De cette façon, la quête du divin cesse d'être un idéal lointain et devient un voyage vivant, où chaque pas rapproche le monde du sacré qui a toujours été présent.

Chapitre 10
Le Médiateur entre le Ciel et la Terre

La médiation entre le ciel et la terre est un principe fondamental dans l'interaction entre le divin et l'humain, un pont invisible mais puissant qui permet la communication, l'intercession et l'orientation spirituelle. Métatron, dans cette dynamique sacrée, occupe un rôle singulier et irremplaçable. Sa fonction transcende celle d'un simple messager, car il ne transmet pas seulement la volonté divine, mais l'interprète, la traduit et l'adapte à la réalité humaine, garantissant que le dessein céleste soit compris et accessible. Sa présence est un témoignage de l'interaction constante entre la sphère spirituelle et matérielle, un reflet du lien indéfectible entre l'humanité et le Créateur. En tant que gardien des mystères divins et intermédiaire suprême, Métatron se positionne comme celui qui facilite cet échange sacré, assurant que les prières soient entendues et les réponses divines révélées de manière claire et efficace.

Le rôle de Métatron en tant que médiateur se fonde sur son essence duale. Ayant vécu comme Hénoch avant son ascension, il porte en lui l'expérience de l'existence terrestre, connaissant les douleurs, les défis et les aspirations humaines. En même temps, en tant qu'être angélique exalté, il habite les sphères supérieures, contemplant directement la présence divine et comprenant les desseins du Créateur. Cette condition unique lui confère la capacité d'agir comme un lien entre les deux mondes, traduisant les enseignements divins en termes accessibles à l'esprit humain et présentant les besoins de l'humanité avec compassion et profondeur devant le Trône Céleste. Son rôle ne se limite pas à un pont passif entre les dimensions; il est un agent actif dans la facilitation de cette communication, aidant tant à l'élévation spirituelle des êtres humains qu'à la transmission des messages divins de manière compréhensible et applicable à la réalité terrestre.

De plus, son action se manifeste de manière pratique et directe dans la vie de ceux qui cherchent la connexion avec le divin. En tant qu'intercesseur, Métatron reçoit et élève les prières, assurant que les suppliques soient entendues et exaucées selon les desseins supérieurs. En tant que transmetteur de connaissance sacrée, il révèle des aperçus et des orientations qui aident à la croissance spirituelle et à la compréhension du but de chaque individu. Sa présence est un phare de lumière pour ceux qui parcourent des chemins spirituels, les guidant vers une compréhension plus profonde de leur voyage et renforçant leur lien avec le Créateur. À travers les rêves, les intuitions, les synchronicités et les moments d'illumination, Métatron agit silencieusement, mais de manière puissante, conduisant les âmes à l'éveil de leur vraie nature spirituelle. Sa fonction de médiateur ne facilite pas seulement la communication entre les royaumes, mais inspire également l'humanité à reconnaître sa propre capacité à se connecter avec le divin et à manifester cette lumière dans son existence quotidienne.

Métatron, par sa nature duale – humaine (Hénoch) et angélique – possède une compréhension unique des deux sphères. Il comprend les limitations, les aspirations et les luttes de l'humanité, car il a déjà expérimenté la vie terrestre. En même temps, il a un accès direct à la sagesse divine, contemplant la "Face" de Dieu et comprenant les desseins célestes. Cette dualité le rend apte à traduire le complexe et, souvent, l'ineffable, en termes compréhensibles pour les êtres humains, et, inversement, à présenter les suppliques et les besoins humains à la Divinité de manière claire et efficace. La médiation de Métatron se manifeste sous diverses formes : Intercession dans la Prière : Métatron est fréquemment invoqué comme un intercesseur puissant dans les prières. On croit qu'il porte les prières humaines directement au trône de Dieu, les présentant avec compassion et défendant la cause de ceux qui cherchent l'aide divine. Sa proximité avec la Divinité et sa compréhension de la nature humaine font de lui un avocat efficace, capable d'intercéder pour la guérison, la protection, l'orientation et le pardon. Révélation de la Connaissance Divine : En tant que Scribe Céleste et gardien des Registres Akashiques, Métatron a accès à un vaste dépôt de connaissances sur le passé, le présent et l'avenir. Il peut révéler des informations pertinentes pour le voyage spirituel d'un individu, le guidant sur son chemin, l'aidant à comprendre ses défis karmiques et à découvrir son but de vie. Cette révélation peut se produire à travers des rêves, des intuitions, des synchronicités ou même par communication directe dans des états méditatifs profonds. Transmission des Messages Divins : Métatron agit comme un canal de communication entre Dieu et les prophètes, les mystiques et les chercheurs spirituels. Il transmet des messages divins, des révélations et des instructions, adaptant le langage céleste à la compréhension humaine. Cette fonction le place dans une position similaire à celle de l'archange Gabriel, mais avec une emphase plus grande sur la sagesse et la connaissance profonde, plutôt que de simples annonces. Protection et Orientation Spirituelle : Métatron est invoqué comme un protecteur contre les énergies négatives, les influences malignes et les obstacles sur le chemin spirituel. Il offre son orientation, renforçant la foi, le courage et la détermination de ceux qui cherchent la lumière divine. Sa présence est ressentie comme un bouclier protecteur, une force qui aide à surmonter les difficultés et à maintenir le focus sur le chemin spirituel. Facilitation de l'Ascension Spirituelle : Métatron, ayant lui-même vécu l'expérience de l'ascension, est un guide expérimenté pour ceux qui cherchent l'illumination. Il aide à la purification de l'âme, au développement des vertus et à l'activation du potentiel divin inhérent à chaque être humain. Son énergie aide à élever la vibration, à élargir la conscience et à faciliter la connexion avec la Source Divine. Conduite des Âmes : Dans certaines traditions, Métatron est considéré comme l'ange responsable de conduire les âmes fraîchement décédées à leur destination après la mort physique. Il les guide à travers les royaumes spirituels, les aidant à s'adapter à la nouvelle réalité et à se préparer pour la prochaine étape de leur voyage évolutif.

La médiation de Métatron n'est pas un processus passif. Il n'est pas un simple livreur de messages, mais un participant actif à la communication entre le ciel et la terre. Il interprète, adapte, contextualise et, surtout, agit avec compassion et sagesse, cherchant toujours le bien supérieur de tous les intéressés. L'invocation de Métatron comme médiateur requiert sincérité, humilité et foi. Il ne s'agit pas d'une transaction commerciale, mais d'une connexion spirituelle profonde, basée sur la confiance et le respect. Ceux qui cherchent son aide doivent être disposés à écouter son orientation, à suivre ses conseils et à travailler activement à leur propre transformation. La figure de Métatron comme médiateur nous rappelle que la communication entre le ciel et la terre est possible, que la Divinité n'est pas distante et inaccessible, mais présente et agissante dans nos vies. Il est la preuve vivante que nous pouvons nous connecter à la Source Divine, recevoir son orientation et emprunter le chemin de l'illumination.

La présence de Métatron dans la tradition spirituelle nous invite à réfléchir sur la propre capacité humaine à établir une relation directe avec le divin. Il n'exemplifie pas seulement la médiation céleste, mais sert aussi d'inspiration pour que chaque individu reconnaisse et développe sa propre connexion avec les sphères supérieures. Son action n'élimine pas le libre arbitre, mais le renforce, encourageant chaque chercheur à suivre son chemin avec discernement, courage et dévotion. Ainsi, le contact avec Métatron ne consiste pas seulement à recevoir des réponses, mais à apprendre à interpréter les signes, à s'aligner sur la volonté divine et à élargir la conscience au-delà des limitations matérielles. En comprenant le rôle de Métatron, on perçoit que la médiation entre le ciel et la terre n'est pas un privilège de quelques-uns, mais un pont accessible à tous ceux qui, avec sincérité et humilité, s'ouvrent à cette expérience. Sa présence nous rappelle que le divin n'est pas distant ou inaccessible, mais se manifeste dans la vie quotidienne de manières subtiles et profondes. Par la prière, l'intuition et la recherche sincère de la croissance spirituelle, chaque être humain peut devenir un récepteur de la sagesse céleste, permettant à la lumière du Créateur de guider ses pas. De cette façon, Métatron n'intercède pas seulement en faveur de l'humanité, mais enseigne également que la communication avec le divin est un processus continu d'apprentissage et de transformation. Il n'agit pas seulement comme un messager, mais comme un mentor qui stimule l'évolution spirituelle de ceux qui l'invoquent avec foi. Sa présence est un rappel que le sacré n'est pas distant, mais entrelacé avec l'existence terrestre, invitant chaque âme à reconnaître sa propre lumière et à marcher avec confiance vers la vérité et la plénitude spirituelle.

Chapitre 11
Les Soixante-dix Noms de Métatron

La figure de Métatron occupe un rôle singulier dans la tradition mystique juive, étant fréquemment décrite comme l'un des anges les plus élevés et une manifestation directe de la lumière divine. Son nom résonne à travers les écritures ésotériques comme un intermédiaire entre le Créateur et l'humanité, un gardien des mystères célestes et un transmetteur de la connaissance divine. Au sein de la Kabbale, lui attribuer soixante-dix noms n'est pas un simple artifice symbolique, mais plutôt un reflet de la profondeur et de l'étendue de son essence et de ses fonctions dans le plan céleste. Chaque titre porte en lui une charge de signification, représentant non seulement un attribut spécifique, mais aussi un portail vers la compréhension plus profonde de la relation entre les mondes supérieurs et la réalité matérielle. Tout comme la divinité elle-même se révèle sous de multiples aspects à des fins différentes, Métatron synthétise cette pluralité, étant reconnu par d'innombrables désignations qui expriment son pouvoir, son autorité et son rôle dans l'ordre cosmique.

L'attribution de multiples noms à des êtres spirituels n'est pas exclusive à Métatron, mais une caractéristique commune au sein des traditions religieuses, notamment dans le judaïsme, où les noms divins portent vibration, signification et pouvoir. Dans le cas de Métatron, cette multiplicité ne souligne pas seulement sa pertinence dans le panthéon angélique, mais suggère également l'immensité de sa sphère d'influence. Il n'est pas seulement un messager ou un scribe, mais un être dont la présence traverse différentes dimensions de l'existence. Parmi ses titres, nous trouvons des références à sa fonction d'intermédiaire entre Dieu et l'humanité, de gardien des registres célestes et de force active dans le maintien de l'ordre universel. Son nom est entonné dans les prières et les méditations, étant considéré comme une clé pour accéder à des états élevés de conscience et de connexion spirituelle. Au sein des pratiques kabbalistiques, la compréhension et l'invocation de ses noms permettent aux érudits et aux mystiques un aperçu du fonctionnement du monde spirituel et des interactions entre les plans visible et invisible.

Au fil de l'histoire, la tradition mystique a exploré la nature des noms sacrés comme une voie d'accès à la compréhension de la structure du cosmos. La numérologie kabbalistique elle-même suggère que chaque nom de Métatron possède une valeur vibratoire unique, capable d'établir des connexions entre différents aspects de la création. Ainsi, en étudiant et en contemplant ses noms, le pratiquant élargit non seulement sa vision sur la figure de cet ange suprême, mais acquiert également des outils pour approfondir son propre voyage spirituel. Que ce soit comme "Prince de la Face", qui souligne sa proximité avec Dieu, ou comme "Gardien des Portes du Ciel", qui symbolise son autorité sur les royaumes célestes, chaque titre est une invitation à la réflexion sur les différentes voies de manifestation de la lumière divine. De cette manière, Métatron devient plus qu'un nom parmi les anges; il se présente comme une entité dont la présence imprègne les mystères de la création, un guide pour ceux qui recherchent la connaissance sacrée et un pont entre l'humain et le divin.

L'idée que des êtres divins ou angéliques possèdent de multiples noms est commune dans plusieurs traditions religieuses. Dans le judaïsme, les noms de Dieu sont considérés comme sacrés et puissants, chacun révélant un aspect différent de la Divinité. De même, les noms de Métatron, en tant que reflet de la lumière divine, portent en eux un pouvoir vibratoire et une signification profonde. La liste complète des soixante-dix noms de Métatron est étendue et variée, incluant des titres qui le décrivent comme : Prince de la Face (Sar ha-Panim) : Déjà discuté, souligne sa proximité avec Dieu. Prince du Monde (Sar ha-Olam) : Reflète sa domination sur le royaume physique. Scribe Céleste : Sa fonction d'enregistrer tous les événements dans le Livre de Vie. Ange de la Présence : Sa présence constante devant le trône divin. Ange du Pacte : Son lien avec le pacte entre Dieu et l'humanité. Roi des Anges : Sa position élevée dans la hiérarchie céleste. Prince de la Sagesse : Sa possession de la connaissance divine. Prince de l'Entendement : Sa capacité à comprendre les mystères divins. Prince de la

Force : Son pouvoir et son autorité. Prince de la Gloire : Son irradiation de la lumière divine. Gardien des Portes du Ciel : Son contrôle sur l'accès aux royaumes célestes. Maître des Secrets Célestes : Sa possession de la connaissance occulte. YHVH Mineur : Une référence à sa représentation de la divinité. Médiateur : Celui qui fait l'intermédiaire entre le ciel et la terre. Aide. Support du Monde. L'Elohim. Le Jeune (Naar, faisant référence à Hénoch, avant son ascension). Ce ne sont là que quelques exemples, et la liste continue, avec des noms qui le décrivent comme un guide, un protecteur, un guérisseur, un guerrier, un maître, un libérateur, et ainsi de suite. Chaque nom est une clé pour comprendre un aspect spécifique de Métatron et pour invoquer son aide dans un domaine particulier de la vie.

La numérologie kabbalistique joue également un rôle important dans l'interprétation des noms de Métatron. Chaque lettre de l'alphabet hébreu a une valeur numérique, et la somme des valeurs des lettres d'un nom révèle sa signification cachée. Les kabbalistes étudient les noms de Métatron sous cette perspective, cherchant des connexions et des aperçus plus profonds sur sa nature et sa fonction. L'utilisation des noms de Métatron dans les pratiques mystiques et rituelles est une façon de se connecter à son énergie et d'invoquer sa présence. Chaque nom peut être utilisé en méditation, en prière ou en visualisation, en se concentrant sur l'attribut spécifique qu'il représente. Par exemple, invoquer Métatron comme "Prince de la Guérison" peut être fait pour chercher de l'aide sur des questions de santé, tandis que l'invoquer comme "Prince de la Sagesse" peut être fait pour chercher orientation et clarté mentale. Il est important de souligner que l'invocation des noms de Métatron, ou de tout être angélique, doit être faite avec respect, humilité et intention pure. Il ne s'agit pas de manipuler ou de contrôler l'énergie divine, mais d'établir une connexion sincère et de demander de l'aide en alignement avec la volonté divine.

La multiplicité des noms de Métatron reflète la multiplicité même de l'expérience humaine et de la manifestation divine. Tout comme Dieu se révèle de différentes manières à différentes personnes, à différents moments et dans différentes circonstances, Métatron se manifeste également de diverses manières, s'adaptant aux besoins et à la compréhension de chaque individu. Les soixante-dix noms sont comme les facettes d'un diamant, chacune reflétant une portion de la lumière divine. En contemplant ces noms, en étudiant leurs significations et en les invoquant avec révérence, nous pouvons nous approcher de la compréhension de l'immensité de l'être de Métatron et de la sagesse et du pouvoir infinis qu'il représente. Ils sont une invitation à l'exploration, à la découverte et à la connexion avec l'énergie divine qui imprègne toutes choses. La liste des noms, dans sa totalité, est un mantra, une prière, une invocation de la présence de Métatron sous toutes ses formes et manifestations. C'est un rappel que la divinité est multifacette, complexe et infiniment adaptable aux besoins de la création. Et Métatron, en tant que reflet de cette divinité, est un guide, un maître et un allié puissant dans notre voyage spirituel, nous offrant sa sagesse, sa protection et son orientation à chaque étape du chemin.

Il est la personnification de la multiplicité divine, un être aux soixante-dix noms et aux possibilités infinies d'aide et d'inspiration.

En reconnaissant Métatron comme porteur de multiples noms, nous comprenons que chaque titre est un reflet de sa connexion avec les mystères célestes et de sa capacité à agir comme pont entre l'humanité et la sphère divine. Sa présence, mentionnée dans les textes mystiques et évoquée dans les rituels kabbalistiques, n'est pas seulement un symbole d'autorité, mais aussi un témoignage de la proximité que les chercheurs spirituels peuvent atteindre avec les plans supérieurs. Ainsi, la contemplation de ses noms ne se limite pas à un exercice théorique, mais devient une pratique vivante, une clé pour ouvrir des portails de compréhension et de transformation intérieure. De cette façon, la relation entre Métatron et ses soixante-dix noms nous enseigne que la divinité se manifeste de formes diverses pour répondre aux besoins de chaque âme dans son voyage. Chaque nom, lorsqu'il est prononcé, étudié ou médité, résonne comme un appel à l'expansion de la conscience, une voie d'accès à la lumière cachée dans les voiles de l'univers. En empruntant ce chemin de découverte, le pratiquant ne se rapproche pas seulement de l'essence de cet ange suprême, mais découvre également de nouvelles couches de son propre être, reflétées dans le miroir des attributs divins. Enfin, l'immensité des noms de Métatron nous rappelle que le sacré ne peut être réduit à une seule forme ou définition. Il est multiple, dynamique, un flux constant de révélation et de mystère. Son rôle de gardien, scribe, prince et guide montre que la quête du divin est infinie et que, à chaque nom prononcé avec intention et révérence, une nouvelle porte s'ouvre pour ceux qui désirent comprendre les desseins cachés de la création.

Chapitre 12
Métatron et la Magie Angélique

La magie angélique, au fil des siècles, a été un lien entre l'humain et le divin, offrant un chemin de croissance spirituelle et de contact avec des êtres de lumière. Au sein de cette tradition, Métatron occupe une position singulière, étant reconnu comme l'un des anges les plus puissants et les plus proches de la Source Divine. Son énergie transcende la simple intercession ; il est vu comme un gardien des registres cosmiques, un transmetteur de sagesse et un guide pour ceux qui cherchent l'élévation spirituelle. Sa présence résonne à travers de multiples traditions ésotériques, de la Kabbale à l'angélologie chrétienne et islamique, où sa fonction va au-delà de la protection, incluant la transmission de la connaissance divine et l'harmonisation des sphères spirituelles. Travailler avec Métatron dans la magie angélique ne signifie pas seulement demander de l'aide, mais s'aligner sur des forces supérieures, en comprenant la profondeur de son action dans l'univers et dans notre voyage intérieur.

En plongeant dans ce chemin, il devient essentiel de comprendre que l'interaction avec Métatron ne se fait pas par simple désir humain, mais par un appel à la transformation. Son énergie vibratoire très élevée exige préparation et intention pure, car son action est directement liée à l'élévation de la conscience et à la purification spirituelle. Contrairement à d'autres pratiques magiques, la connexion avec Métatron ne cherche pas la manipulation des forces angéliques, mais la fusion avec une fréquence de lumière qui élargit la perception de la réalité. Sa symbologie est largement associée à la géométrie sacrée, notamment le Cube de Métatron, qui représente la structure de l'univers et l'harmonie entre le matériel et le spirituel. Ceux qui cherchent son orientation doivent être disposés à un processus de connaissance de soi profonde, car sa présence illumine les vérités cachées et éveille les potentiels endormis. De cette façon, la pratique de la magie angélique avec Métatron s'établit non seulement comme un chemin de protection et d'orientation, mais comme un engagement envers l'évolution spirituelle. Invoquer sa présence signifie s'ouvrir à des enseignements qui transcendent la compréhension commune, permettant à son énergie d'agir dans l'organisation de l'esprit et dans l'alignement de l'âme avec le dessein divin. Plus qu'un intermédiaire, il est un pont entre les royaumes célestes et l'expérience humaine, guidant ceux qui, avec un cœur sincère, cherchent à comprendre leur mission et à élever leur vibration. Travailler avec Métatron n'est pas seulement une pratique mystique, mais une invitation à la transformation et à l'intégration avec la lumière divine.

Il est crucial, avant d'approfondir les pratiques spécifiques, de distinguer entre invocation et évocation dans le contexte de la magie angélique. L'invocation est un appel interne, une invitation pour que l'énergie et la présence de l'ange se manifestent à l'intérieur du pratiquant. C'est un processus de syntonisation, d'alignement vibratoire, qui cherche à éveiller les qualités et les attributs de l'ange dans la propre conscience. L'évocation, en revanche, est un appel externe, une commande pour que l'ange se manifeste à l'extérieur du pratiquant, dans un espace délimité, comme un cercle magique ou un triangle d'évocation. L'évocation est une pratique plus complexe et potentiellement plus dangereuse, exigeant une connaissance plus profonde et un contrôle plus grand des énergies impliquées. La magie angélique avec Métatron, en général, se concentre davantage sur l'invocation que sur l'évocation. L'idée est de se connecter à son énergie, de recevoir son orientation et son inspiration, et d'intégrer ses qualités dans notre propre vie, plutôt que d'essayer de le contrôler ou de le commander.

Les pratiques d'invocation de Métatron peuvent inclure : La Prière : La forme la plus simple et accessible d'invocation est la prière sincère, adressée à Métatron avec respect, humilité et foi. La prière peut être spontanée ou utiliser des formules traditionnelles, comme les Psaumes de la Bible ou des invocations spécifiques trouvées dans les textes kabbalistiques et les grimoires. L'important est l'intention pure et le cœur ouvert. La Méditation : La méditation est un outil puissant pour se connecter à l'énergie de Métatron. On peut méditer sur l'un de ses noms, sur le Cube de Métatron, ou simplement visualiser sa présence comme une lumière brillante et puissante. L'objectif est de calmer l'esprit, d'ouvrir le cœur et de permettre à l'énergie de Métatron de circuler librement, apportant guérison, clarté et inspiration. La Visualisation Créative : La visualisation créative est une technique qui utilise le pouvoir de l'imagination pour créer une image mentale vive de la présence de Métatron. On peut visualiser Métatron comme un être de lumière, avec des ailes majestueuses, ou comme une énergie vibrante qui enveloppe le corps. La visualisation peut être combinée avec la prière et la méditation pour intensifier la connexion. Les Rituels : Des rituels plus élaborés peuvent inclure l'utilisation de bougies, d'encens, de cristaux, de symboles sacrés (comme le Cube de Métatron ou des sceaux angéliques) et la création d'un espace sacré. Les rituels sont une façon de concentrer l'énergie et l'intention, créant un environnement propice à la communication avec l'ange. Le Mantra : La répétition d'un mantra, qui peut être l'un des noms de Métatron ou une phrase spécifique, aide à focaliser l'esprit et à s'accorder à sa vibration. L'Écriture : écrire des lettres à Métatron, ou sur lui, sous forme de journal, demandant des orientations, une protection, ou de l'aide sur divers sujets.

Il est fondamental de souligner que la magie angélique, et en particulier le travail avec Métatron, n'est pas un raccourci vers l'illumination ou un moyen d'obtenir des pouvoirs magiques. C'est un chemin de connaissance de soi, de transformation intérieure et de service au divin. L'intention derrière toute pratique doit toujours être pure, alignée sur le bien supérieur et sur la volonté divine. L'évocation de Métatron, bien que moins courante, est pratiquée par certains mages expérimentés. Cette pratique implique la création d'un cercle magique pour la protection, l'utilisation d'outils rituels spécifiques, la récitation de conjurations et l'invocation des noms divins pour contraindre la présence de l'ange. L'évocation exige une connaissance profonde de la Kabbale, de la hiérarchie angélique et des protocoles de sécurité pour éviter les énergies négatives ou les entités indésirables. Ce n'est pas une pratique recommandée pour les débutants ou pour ceux qui ne possèdent pas une formation adéquate. Même dans l'invocation, il est important de garder à l'esprit que Métatron, en tant qu'être de lumière et de pouvoir, n'est pas soumis aux caprices humains. Il répond aux supplications sincères et aux demandes alignées sur la volonté divine, mais ne peut être contrôlé ou manipulé. La relation avec Métatron doit être basée sur le respect, la confiance et la gratitude, et non sur l'exigence ou l'attente de résultats immédiats.

La connexion avec Métatron au sein de la magie angélique n'est pas seulement un acte rituel, mais un engagement profond envers sa propre évolution spirituelle. La syntonie avec son énergie ne se produit pas par simple curiosité ou désir de pouvoir, mais par la nécessité d'élargir la conscience et de s'aligner sur la lumière divine. Ainsi, chaque pratique, qu'il s'agisse d'une simple prière ou d'un rituel élaboré, doit être considérée comme un pas sur le chemin de la connaissance de soi et de la transcendance, permettant à sa présence d'inspirer clarté, discernement et équilibre dans le voyage de celui qui cherche son orientation. Ceux qui empruntent ce chemin réalisent bientôt que Métatron n'est pas seulement un gardien des mystères célestes, mais aussi un guide intérieur, qui éveille chez le pratiquant la responsabilité de sa propre croissance spirituelle. Son énergie exige pureté d'intention, patience et dévouement, car il ne se manifeste pas de manière sensationnaliste ou immédiate, mais par des aperçus, des synchronicités et une transformation subtile, mais profonde, dans la perception de la réalité. Son rôle, plus que d'accorder des faveurs, est d'éclairer le chemin et d'aider à comprendre la véritable essence du chercheur. De cette manière, travailler avec Métatron dans la magie angélique, c'est accepter un appel à la lumière et à la connaissance supérieure. Que ce soit par la contemplation de son nom, la visualisation de son cube sacré ou la simple soumission à la présence divine, chaque expérience rapproche le pratiquant de sa propre étincelle spirituelle. Le contact avec Métatron ne promet ni raccourcis ni garanties de pouvoir, mais offre, à ceux qui s'approchent avec humilité et respect, un pont sûr entre la réalité humaine et les royaumes célestes, les conduisant à un état de plus grande harmonie et de compréhension du dessein divin.

Chapitre 13
Les Dons et Pouvoirs de Métatron

Métatron se manifeste comme l'une des présences les plus sublimes et puissantes de l'univers spirituel, exerçant une influence directe sur l'harmonie entre le divin et l'humain. En tant que Scribe Céleste et gardien des mystères sacrés, son action ne se limite pas seulement à la transmission de la connaissance cosmique, mais s'étend à des dons extraordinaires qui touchent l'essence de la vie dans ses multiples dimensions. Sa proximité avec la Source Créatrice lui permet d'irradier des énergies de guérison, de protection et d'orientation, non comme de simples concessions arbitraires, mais comme des expressions de l'ordre divin qui régit l'équilibre de l'univers. La grandeur de sa mission fait de lui un lien essentiel entre la conscience supérieure et l'expérience terrestre, aidant à l'élévation spirituelle de ceux qui cherchent sa lumière.

L'énergie de Métatron transcende les limitations de la matière et atteint les niveaux les plus subtils de l'être, favorisant la restauration de l'intégrité spirituelle et émotionnelle. Son action ne se limite pas à des interventions momentanées, mais cherche à transformer des schémas négatifs profondément enracinés, dissolvant les blocages qui empêchent la pleine manifestation de l'essence divine en chaque individu. Il agit comme un canal de purification et d'expansion de la conscience, éveillant la compréhension des lois universelles qui régissent la vie et facilitant l'alignement sur la vérité et l'amour suprême. Son pouvoir ne s'impose pas, mais se manifeste à ceux qui, avec une intention sincère, s'ouvrent à sa présence et permettent la transformation intérieure. Au fil de l'histoire, d'innombrables chercheurs ont rapporté des expériences profondes en se connectant à Métatron, percevant son influence dans la dissipation des conflits internes, le renforcement de la foi et le dépassement de défis apparemment insurmontables. Son énergie opère comme un champ vibratoire élevé, désintégrant les forces dissonantes et restaurant l'harmonie là où règne le désordre. Ainsi, son action ne favorise pas seulement l'élévation spirituelle individuelle, mais contribue également à l'équilibre collectif, favorisant une expansion de lumière qui résonne à travers le temps et l'espace. En reconnaissant et en s'ouvrant aux dons et pouvoirs de Métatron, chaque être humain a l'opportunité d'accéder à une sagesse ancestrale et divine, capable d'éclairer son chemin et de transformer son voyage terrestre.

La capacité de Métatron à promouvoir la guérison couvre les niveaux physique, émotionnel, mental et spirituel. Il n'est pas un guérisseur au sens traditionnel, qui manipule des énergies ou des substances pour restaurer la santé. Sa guérison est plus profonde, agissant à la racine des déséquilibres, restaurant l'ordre divin et le flux naturel de l'énergie vitale. Guérison

Spirituelle : Métatron aide à guérir les blessures de l'âme, les traumatismes, les schémas de pensée négatifs et les croyances limitantes. Il aide à libérer le passé, à pardonner et à se reconnecter à l'essence divine, favorisant la paix intérieure, la joie et l'estime de soi. Cette guérison spirituelle est la base de la guérison à tous les autres niveaux. Guérison Émotionnelle : Métatron aide à libérer les émotions refoulées, telles que la colère, la tristesse, la peur et la culpabilité, qui peuvent causer des blocages énergétiques et des maladies physiques. Il apporte réconfort, compréhension et acceptation, aidant à traiter les émotions de manière saine et à cultiver l'amour-propre et la compassion. Guérison Mentale : Métatron aide à la clarté mentale, à la concentration, à la focalisation et à la prise de décision. Il aide à dissiper la confusion, l'anxiété et le stress, favorisant la paix mentale et la sagesse. Il peut également inspirer des aperçus et des solutions créatives aux problèmes. Guérison Physique : Bien que Métatron ne soit pas un médecin céleste, son énergie peut aider au processus de guérison physique, accélérant la récupération, soulageant les douleurs et renforçant le système immunitaire. Il agit en conjonction avec les traitements médicaux conventionnels, potentialisant leurs effets et favorisant le bien-être général. Son énergie aide à l'harmonisation des chakras et du champ aurique. Guérison des Addictions : L'aide à la libération des addictions et des énergies intrusives est une autre caractéristique attribuée à Métatron.

Protection : Métatron est un puissant protecteur contre les énergies négatives, les influences malignes et les attaques spirituelles. Sa présence crée un bouclier de lumière autour de ceux qui l'invoquent, éloignant le mal et favorisant la sécurité et la paix. Protection Spirituelle : Métatron protège contre les entités négatives, les obsesseurs spirituels, les attaques psychiques et toute forme d'énergie susceptible de nuire au bien-être spirituel. Il est un gardien des portails entre les dimensions, empêchant l'entrée de forces indésirables. Protection Émotionnelle : Métatron aide à se protéger contre la négativité d'autres personnes, comme l'envie, la jalousie, la colère et la manipulation. Il renforce l'aura, créant un champ d'énergie qui repousse ces influences. Protection Physique : Bien qu'il ne soit pas un garde du corps au sens littéral, l'énergie de Métatron peut protéger contre les accidents, les dangers et les situations à risque. Il peut inspirer des intuitions et des aperçus qui aident à éviter le danger et à prendre des décisions sûres. Protection des Environnements : Métatron peut être invoqué pour nettoyer et protéger les maisons, les lieux de travail et d'autres environnements, en éliminant les énergies négatives et en créant une atmosphère de paix, d'harmonie et de lumière.

Orientation : Métatron, en tant que Scribe Céleste et connaisseur des Registres Akashiques, offre une orientation précise et sage à ceux qui cherchent son aide. Il est un maître spirituel, un conseiller et un guide sur le chemin de la vie. Orientation Spirituelle : Métatron aide à trouver le but de la vie, à comprendre les défis karmiques, à développer les dons spirituels et à emprunter le chemin de l'illumination. Il révèle les secrets de l'âme, inspirant la connaissance de soi et la transformation intérieure. Orientation dans les Décisions : Métatron offre clarté mentale, discernement et sagesse pour prendre des décisions importantes dans la vie, que ce soit sur le plan professionnel, personnel ou spirituel. Il aide à évaluer les options, à considérer les conséquences et à choisir le chemin le plus aligné sur le bien supérieur. Orientation dans les Relations : Métatron aide à construire des relations saines et harmonieuses, basées sur l'amour, le respect et la compréhension mutuelle. Il aide à la résolution des conflits, à la communication efficace et à la guérison des blessures émotionnelles. Orientation en Périodes de Crise : Métatron offre soutien, réconfort et force dans les moments de difficulté, de souffrance et d'incertitude. Il aide à trouver la paix intérieure, à surmonter les obstacles et à transformer les crises en opportunités de croissance. Orientation Vocationnelle : La connexion avec les talents et les objectifs, et l'aide à la redécouverte de la mission de vie sont également des aides importantes.

Il est important de souligner que les dons et pouvoirs de Métatron ne sont pas accordés de manière automatique ou magique. Il faut cultiver une connexion sincère avec lui, par la prière, la méditation, la pratique de la vertu et la recherche de la vérité. La foi, l'humilité et la gratitude sont des qualités essentielles pour recevoir son aide.

L'action de Métatron en tant que source de guérison, de protection et d'orientation reflète la nature même de la lumière divine, qui se manifeste pour guider et transformer ceux qui la cherchent avec sincérité. Ses dons ne sont pas de simples cadeaux accordés sans but, mais des opportunités pour la croissance spirituelle, pour le renforcement de la conscience et pour l'alignement sur les principes les plus élevés de la création. En s'ouvrant à sa présence, le pratiquant ne reçoit pas seulement de l'aide, mais éveille également en lui la responsabilité de marcher dans la lumière, cultivant la sagesse et l'intégrité dans son voyage. La connexion avec Métatron exige engagement et intention pure, car son énergie résonne à des niveaux élevés de conscience, accessibles à ceux qui sont prêts à transcender les limitations et les peurs. Son rôle de Scribe Céleste et de gardien des mystères sacrés ne signifie pas qu'il impose des solutions ou modifie le destin de manière arbitraire, mais plutôt qu'il éclaire les chemins possibles, aidant chaque âme à prendre des décisions avec plus de clarté et de discernement. Ainsi, sa présence ne remplace pas le libre arbitre, mais élargit la vision, permettant que les choix soient faits avec sagesse et alignement sur le dessein divin. Ceux qui s'approchent de Métatron avec respect et dévotion découvrent que ses dons ne sont pas seulement des manifestations externes, mais des reflets de la propre lumière intérieure que chaque être porte. Il n'offre pas de raccourcis, mais des opportunités de croissance, de transformation et d'élévation. En reconnaissant et en acceptant son influence, le chercheur devient lui-même un canal de lumière, irradiant au monde la connaissance, l'harmonie et la force qu'il a reçues. Ainsi, Métatron ne protège et ne guide pas seulement, mais inspire le voyage vers la plénitude spirituelle, où chaque pas est une manifestation de la présence divine dans sa forme la plus pure.

Chapitre 14
Métatron et les Anges Déchus

Métatron, figure centrale de la hiérarchie céleste, est l'un des êtres les plus énigmatiques et puissants de l'univers spirituel. En tant que le plus élevé des anges et Scribe Céleste, sa fonction transcende la simple exécution de la volonté divine, s'impliquant activement dans l'équilibre cosmique et le maintien de l'ordre universel. Son existence est intrinsèquement liée au destin de l'humanité et à la lutte éternelle entre les forces de la lumière et des ténèbres. Il n'est pas seulement un messager ou un juge impartial, mais un agent de transformation, dont la présence influence directement le cours des événements spirituels et terrestres.

La relation entre Métatron et les anges déchus n'est pas seulement d'opposition, mais d'une profonde signification au sein de la structure du cosmos. Son rôle va au-delà d'une simple bataille entre le bien et le mal ; il représente la justice divine, la rédemption et la quête de la restauration de l'harmonie universelle. Sa confrontation avec les anges rebelles reflète la lutte éternelle entre le chaos et l'ordre, entre la dégradation et l'élévation spirituelle. L'origine de cette dispute remonte à la rébellion céleste, un événement qui a marqué le destin de la création et établi la séparation définitive entre ceux qui sont restés fidèles à la lumière et ceux qui ont choisi les ténèbres. Les anges déchus, séduits par le désir d'autonomie et de connaissance interdite, ont défié la souveraineté divine, cherchant à façonner leur propre destin au mépris des lois cosmiques. Au centre de ce conflit, Métatron surgit comme un gardien de l'équilibre, chargé d'assurer que la déviation de ces entités ne détruise pas la structure de l'univers. Il n'agit pas par vengeance, mais avec un but, comprenant que chaque être, même les plus corrompus, a un rôle dans le grand schéma divin. En tant que juge et scribe, il enregistre les actes de tous les êtres, garantissant que la justice soit appliquée de manière précise et incontestable. Contrairement à d'autres archanges qui exercent la guerre de manière plus directe, Métatron agit dans la sphère de la sagesse, de la révélation et du discernement, influençant non seulement la bataille externe, mais principalement la lutte intérieure qui se déroule au sein de chaque âme.

La bataille cosmique qui se déroule n'est pas simplement un affrontement de forces externes, mais une guerre qui résonne au plus profond de chaque être humain. Métatron, en affrontant les anges déchus, ne les voit pas seulement comme des ennemis à vaincre, mais comme des symboles des choix que chacun peut faire au cours de son voyage spirituel. La tentation, l'orgueil, l'ambition démesurée – ce sont les véritables armes des forces des ténèbres, et c'est contre ces éléments que Métatron lutte sans relâche. Son rôle n'est pas seulement de protéger la création, mais aussi d'offrir un chemin de rédemption, une chance pour que même les plus perdus retrouvent le chemin de la lumière. Il est le pont entre la justice et la miséricorde, entre l'ordre immuable et la possibilité de transformation. Sa présence est un rappel que les ténèbres ne prévaudront jamais sur la lumière et que la vérité, même lorsqu'elle est obscurcie par les ombres de l'ignorance et du désespoir, trouvera toujours un moyen de se manifester.

Pour comprendre cette relation, il faut d'abord revisiter le récit des anges déchus, qui trouve ses racines dans le Livre d'Hénoch (en particulier dans le "Livre des Veilleurs") et dans d'autres sources apocryphes et kabbalistiques. Selon ce récit, un groupe d'anges, dirigés par Semyaza (ou Shemihazah) et Azazel, se rebella contre Dieu, descendant sur Terre et s'unissant aux femmes humaines. De cette union profane naquirent les Nephilim, des géants qui corrompirent l'humanité par la violence, la magie noire et la connaissance interdite. Cette rébellion angélique est considérée comme l'origine du mal dans le monde, la cause de la chute de l'humanité et de l'introduction du péché, de la souffrance et de la mort. Les anges déchus, également connus sous le nom de Veilleurs, devinrent des démons, des entités qui cherchent à détourner l'humanité du chemin de la lumière et de la vérité. Le rôle d'Hénoch (futur Métatron) dans ce contexte est crucial. Il est envoyé par Dieu pour annoncer le jugement divin aux anges déchus et pour intercéder pour eux, bien que sans succès. Cette mission démontre la justice, le courage et la compassion d'Hénoch, qualités qu'il emportera avec lui lors de sa transformation en Métatron.

Après son ascension et sa métamorphose, Métatron assume une position d'autorité dans la hiérarchie céleste, devenant, dans certaines traditions, le chef des armées célestes dans la bataille contre les forces du mal. Cette bataille cosmique entre le bien et le mal, la lumière et les ténèbres, est un thème récurrent dans diverses mythologies et religions, et Métatron, en tant que représentant de la volonté divine, joue un rôle central dans ce conflit. Il est important de souligner que cette bataille n'est pas une guerre physique, avec des épées et des boucliers, mais une lutte spirituelle, qui se manifeste à tous les niveaux de l'existence. C'est la lutte entre la vérité et le mensonge, l'amour et la haine, la sagesse et l'ignorance, la compassion et l'égoïsme. Métatron, en tant que guerrier de la lumière, combat ces forces négatives, non seulement sur le plan céleste, mais aussi dans le cœur et l'esprit des êtres humains.

La relation de Métatron avec les anges déchus n'est pas seulement de confrontation directe. Il est également vu comme un juge, celui qui évalue les actions et les intentions de chaque âme, y compris celles des anges déchus. En tant que Scribe Céleste, il enregistre tous les événements dans le Livre de Vie, et cet enregistrement est la base du jugement dernier. Métatron, avec sa vision impartiale et sa compréhension profonde de la loi du karma, est capable de discerner la vérité derrière les apparences, d'évaluer le degré de responsabilité de chaque être et d'appliquer la justice divine avec sagesse et compassion. Il n'est pas un juge cruel et vengeur, mais un maître qui cherche la correction, la rédemption et la restauration de l'ordre cosmique.

Dans certaines traditions, Métatron est associé à la figure de Michel, l'archange guerrier qui dirige les armées célestes dans la bataille contre Lucifer (ou Satan), le chef des anges déchus. Bien que Métatron et Michel soient des êtres distincts, avec des fonctions et des attributs différents, ils partagent l'objectif commun de combattre le mal et de défendre la volonté divine. La lutte contre les anges déchus n'est pas une bataille qui se limite au passé ou à un futur apocalyptique. C'est une bataille constante, qui se déroule à chaque instant, dans chaque choix que nous faisons, dans chaque pensée que nous cultivons, dans chaque émotion que nous laissons nous dominer. Métatron, en tant que guerrier de la lumière, nous aide dans cette bataille intérieure, offrant sa protection, son orientation et sa force. L'invocation de Métatron pour la protection contre les énergies négatives et les influences malignes est une pratique courante dans diverses traditions spirituelles. Il est vu comme un bouclier puissant, capable de repousser les attaques psychiques, les obsessions spirituelles et toute forme d'énergie qui pourrait nuire à notre bien-être.

Métatron n'est pas seulement un observateur de cette bataille constante, mais un guide qui offre aux êtres humains les outils pour résister aux influences des ténèbres. Sa présence se manifeste dans la conscience de ceux qui cherchent la vérité, éclairant le chemin vers la compréhension et l'élévation spirituelle. À travers des signes subtils, des révélations et une inspiration divine, il aide chaque âme à discerner entre ce qui renforce la lumière et ce qui l'affaiblit. Son jugement n'est pas un fardeau punitif, mais une invitation à l'éveil, une opportunité de reconnaître ses propres fautes et de les transformer en apprentissage et en croissance. Ceux qui comprennent son influence savent que Métatron n'impose pas la vérité, mais la révèle à ceux qui sont prêts à la recevoir. La bataille contre les anges déchus et leurs tentations n'est pas une guerre externe, mais un conflit interne qui se déroule au sein de chaque individu. Le libre arbitre reste la clé de l'ascension ou de la chute, et Métatron, avec sa patience infinie, demeure un phare pour ceux qui choisissent de retourner à l'harmonie cosmique. Sa présence est un rappel que la justice et la miséricorde ne sont pas des opposés irréconciliables, mais des forces complémentaires dans le grand ordre universel. Au final, la véritable victoire de Métatron ne réside pas dans la défaite des ennemis, mais dans la restauration de l'équilibre et l'offre de rédemption même à ceux qui semblent irrémédiablement perdus. Il est le lien entre le divin et le terrestre, la preuve que même les erreurs les plus profondes peuvent être transformées en sagesse. Ainsi, la bataille cosmique ne concerne pas seulement la défaite des forces des ténèbres, mais l'illumination des cœurs et des esprits, garantissant que la lumière ne s'éteigne jamais, quelle que soit la densité des ténèbres qui tentent de l'envelopper.

Chapitre 15
Métatron et le Jugement Dernier

La relation de Métatron avec le Jugement Dernier remonte aux traditions spirituelles les plus anciennes, dans lesquelles il apparaît comme l'un des plus hauts représentants de la justice divine. Doté d'une position unique dans la hiérarchie céleste, il joue un rôle crucial dans la conduite des âmes sur le chemin de la vérité et de la rédemption. Il ne s'agit pas seulement d'un observateur passif ou d'un simple exécuteur des lois divines, mais bien d'une présence active dans la transition entre les mondes, garantissant que chaque âme reçoive la juste conséquence de ses actions, ainsi que l'opportunité d'apprentissage et d'évolution. En tant que scribe céleste, gardien des registres sacrés et conseiller spirituel, Métatron se révèle l'une des figures les plus complexes et fondamentales de ce processus d'évaluation cosmique, où le destin des âmes est déterminé en fonction de l'essence de leur existence.

La notion de Jugement Dernier transcende l'idée d'un simple tribunal divin et se configure comme un moment de profonde révélation de la vérité, où chaque être humain confronte ses propres choix et son propre reflet spirituel. Métatron, quant à lui, n'agit pas seulement comme un exécuteur de la justice, mais comme un orienteur des âmes, les conduisant à la compréhension de leurs trajectoires et à la reconnaissance de leur nature divine. Sa fonction ne se limite pas à l'application de sentences, car il agit comme médiateur entre l'humanité et la Divinité, assurant que chaque jugement se déroule avec équité, compassion et sagesse. En ouvrant les registres de la vie de chaque individu, il n'expose pas seulement les actes accomplis, mais révèle également les intentions qui les ont motivés, reconnaissant l'effort sincère pour l'évolution spirituelle et la quête sincère de la croissance intérieure.

Outre sa position de gardien des Registres Akashiques, Métatron se présente comme un guide des âmes, les aidant dans la traversée vers les plans supérieurs de l'existence. Il comprend les défis du voyage humain, car, selon certaines traditions, il a déjà parcouru le chemin de l'ascension en quittant sa condition mortelle et en s'élevant au statut de prince des cieux. Ainsi, sa présence au Jugement Dernier symbolise non seulement l'application de la justice divine, mais aussi la possibilité de rédemption et de renouveau spirituel. Le jugement qu'il conduit ne vise pas la punition, mais la transformation, permettant aux âmes de comprendre leurs fautes, de transcender leurs limitations et de s'aligner sur la lumière suprême. Métatron est donc un gardien de la vérité, un juge de droiture et un guide bienveillant, assurant que le Jugement Dernier soit, avant tout, une opportunité de croissance et de retour à l'unité avec le divin.

L'idée du Jugement Dernier, un moment d'évaluation et de reddition de comptes après la mort physique ou à la fin des temps, est centrale dans de nombreuses religions. C'est le moment où les actions, les intentions et le caractère de chaque individu sont jugés, et où son destin éternel est déterminé. La figure de Métatron, avec son lien avec les Registres Akashiques et sa position d'autorité dans la hiérarchie céleste, le rend naturellement associé à cet événement. En tant que Scribe Céleste, Métatron est le gardien du Livre de Vie, où sont enregistrés tous les actes, pensées, paroles et émotions de chaque être humain. Cet enregistrement n'est pas seulement une archive passive, mais un outil d'évaluation, un miroir de l'âme qui reflète la vraie nature de chaque individu. Au Jugement Dernier, ce livre est "ouvert", et Métatron, en tant que son gardien, présente le registre de chaque âme devant le tribunal divin.

Dans certaines traditions, Métatron est décrit comme le juge lui-même, celui qui pèse les actions et les intentions de chaque âme dans la balance de la justice divine. Avec sa vision impartiale, sa compréhension profonde de la loi du karma et sa proximité avec la Divinité, il est capable de discerner la vérité derrière les apparences et d'appliquer la justice avec sagesse et compassion. Cependant, il est important de souligner que Métatron n'est pas un juge cruel et vengeur, qui condamne les âmes à la souffrance éternelle. Il est un maître compatissant, qui cherche la correction, la rédemption et l'évolution de chaque être. Son jugement n'est pas une punition, mais une opportunité d'apprentissage, de croissance et de purification.

Dans d'autres interprétations, Métatron n'est pas le juge principal, mais un intermédiaire entre Dieu et l'humanité, un avocat de la défense des âmes. Il présente le registre de chaque individu, soulignant ses mérites, ses vertus et ses efforts dans la recherche de la lumière divine. Il intercède pour les âmes, cherchant le pardon et la miséricorde divine. Métatron est également fréquemment dépeint comme le gardien des âmes, celui qui les conduit à leur destin après la mort physique. Il les guide à travers les royaumes spirituels, les aidant à s'adapter à la nouvelle réalité, à se purifier de leurs attachements terrestres et à se préparer pour la prochaine étape de leur voyage évolutif. Cette fonction de gardien des âmes est liée à son expérience en tant qu'Hénoch, le prophète qui est monté aux cieux. Métatron, ayant lui-même vécu la transition de la vie terrestre à la vie céleste, est un guide expérimenté pour les âmes fraîchement décédées, leur offrant réconfort, orientation et protection.

L'image de Métatron au Jugement Dernier est donc complexe et multifacette. Il est scribe, juge, avocat, gardien et guide. Sa fonction n'est pas seulement d'appliquer la justice, mais de promouvoir l'évolution, la rédemption et l'union avec le divin. L'association de Métatron avec le Jugement Dernier nous rappelle l'importance de la responsabilité individuelle, de la loi de cause à effet et de la nécessité de rechercher la vérité, la justice et la compassion dans nos vies. Il nous invite à réfléchir sur nos actions, à cultiver nos vertus et à nous préparer au moment où nous serons évalués, non pas par un juge extérieur, mais par notre propre conscience. Le

Jugement Dernier, avec la présence de Métatron, n'est pas un événement à craindre, mais une opportunité de croissance, d'apprentissage et de transcendance. C'est le moment où l'âme se libère des illusions de l'ego, se purifie de ses attachements terrestres et s'unit à la source divine de toute existence. Métatron, en tant que gardien de ce processus, est un allié puissant dans notre voyage spirituel, un guide qui nous conduit à notre véritable identité et à notre destin éternel.

La présence de Métatron au Jugement Dernier renforce la notion que la justice divine n'est pas un instrument de châtiment, mais de restauration et d'équilibre. Son rôle transcende la simple application de sentences, car il aide les âmes à reconnaître leurs vérités les plus profondes et à accepter les conséquences de leurs actes avec compréhension et maturité spirituelle. En révélant les registres sacrés, il n'expose pas seulement les erreurs et les réussites, mais éclaire les chemins d'apprentissage que chaque être a parcourus, permettant que la rédemption ne soit pas un privilège de quelques-uns, mais une possibilité ouverte à tous ceux qui cherchent sincèrement la lumière. Ainsi, Métatron se présente comme un gardien de l'ordre cosmique et un médiateur entre l'humain et le divin, offrant non seulement un jugement, mais aussi une orientation pour que les âmes se renforcent et poursuivent leur voyage évolutif. Il comprend les difficultés inhérentes à l'existence terrestre et, par conséquent, son action au Jugement Dernier porte un profond sens de compassion et d'équilibre. La rencontre finale avec la vérité ne se fait pas de manière abrupte ou punitive, mais comme un moment de clarté absolue, où chaque âme se voit face à son essence, pouvant enfin reconnaître sa lumière et s'intégrer à l'harmonie universelle. À la fin, Métatron n'enregistre et ne présente pas seulement le destin des âmes, mais leur ouvre également des portes vers de nouvelles possibilités de croissance. Son jugement n'est pas une fin, mais un nouveau départ, un passage vers un état de conscience et d'union plus grand avec le sacré. Le Jugement Dernier, loin d'être un événement de crainte et de condamnation, apparaît comme une célébration de la vérité, un rite de passage vers la plénitude de l'être. De cette façon, Métatron ne pèse pas seulement les âmes dans la balance de la justice divine, mais les pousse également au-delà de leurs limitations, les reconduisant à la source primordiale d'où elles viennent.

Chapitre 16
Le Char Divin

La Merkabah, terme hébreu pour "char", transcende la simple idée d'un véhicule céleste et émerge comme un concept fondamental au sein du mysticisme juif, en particulier dans la tradition kabbalistique. Il s'agit d'un symbole complexe qui représente non seulement la structure du trône divin et le moyen par lequel Dieu interagit avec le monde, mais aussi une carte ésotérique de l'ascension spirituelle. La connexion de ce concept avec Métatron est d'une importance capitale, car elle révèle des aspects profonds de sa fonction de médiateur entre les royaumes célestes et le monde humain. La Merkabah est bien plus qu'une allégorie religieuse; elle est un code d'accès aux mystères de la création, une clé pour la compréhension de la structure de l'univers et un guide pour ceux qui cherchent l'élévation de la conscience. Son étude et sa pratique impliquent un voyage de connaissance de soi, exigeant discipline, pureté d'intention et un engagement profond envers la transformation intérieure.

Depuis les temps anciens, la Merkabah a été décrite comme un véhicule de lumière qui permet l'ascension de l'âme à travers les différentes sphères célestes. Son symbolisme est richement exprimé dans la vision du prophète Ézéchiel, qui a été témoin d'un char céleste composé d'êtres angéliques à quatre faces, de roues interconnectées qui se déplaçaient dans toutes les directions et d'un trône de saphir soutenant une figure rayonnante. Cette description a non seulement inspiré les mystiques de la tradition juive, mais a également servi de base à un corpus d'enseignements connus sous le nom de "Mysticisme de la Merkabah", qui implique des pratiques méditatives destinées à conduire le pratiquant à des états élevés de perception. Dans ce contexte, Métatron apparaît comme la figure centrale, le guide par excellence de ceux qui osent emprunter les chemins de l'ascension. Sa propre histoire, en tant qu'Hénoch élevé aux cieux et transformé en le puissant ange Métatron, symbolise la trajectoire d'illumination que tout chercheur peut parcourir. Il détient les clés des portails célestes et est le gardien des secrets divins, conduisant les âmes à travers les couloirs de la sagesse éternelle.

La Merkabah, cependant, ne doit pas être vue seulement comme un véhicule externe ou une structure statique. Sur le plan métaphysique, elle représente l'interconnexion de toutes choses, la manifestation de l'ordre cosmique et le mécanisme par lequel l'énergie divine s'exprime dans le monde matériel. Chaque élément de sa composition possède une signification profonde : les quatre faces des êtres angéliques symbolisent les quatre éléments, les points cardinaux et les niveaux de l'âme; les roues interconnectées reflètent la continuité et l'interdépendance de toutes les dimensions de l'existence; et le trône de saphir représente la stabilité de la sagesse divine. Plus qu'un symbole, la Merkabah est un principe actif au sein de la spiritualité, une force vive qui permet la transformation intérieure et la réalisation du potentiel divin. Métatron, en tant que maître de ce char sacré, ne conduit pas seulement les voyageurs spirituels, mais incarne également la Merkabah elle-même, étant le lien entre le Créateur et sa création. Comprendre sa relation avec ce char divin, c'est s'ouvrir à un univers de possibilités spirituelles et reconnaître que l'ascension n'est pas seulement une promesse lointaine, mais un voyage accessible à tous ceux qui se consacrent à la recherche de la vérité et de l'illumination.

La Merkabah est mentionnée pour la première fois dans le livre d'Ézéchiel, dans l'Ancien Testament. Le prophète Ézéchiel décrit une vision impressionnante d'un char céleste, composé d'êtres angéliques à quatre faces (homme, lion, bœuf et aigle) et quatre ailes, des roues à l'intérieur de roues, et un trône de saphir sur lequel est assise une figure semblable à un homme, enveloppée de feu et de gloire. Cette vision est interprétée comme la manifestation de la gloire de Dieu (la Shekhinah) et le véhicule par lequel Il se déplace et interagit avec le monde. Dans le mysticisme juif, la vision d'Ézéchiel est devenue la base d'une tradition de pratiques méditatives et contemplatives connues sous le nom de "Mysticisme de la Merkabah". L'objectif de ces pratiques était d'atteindre un état d'extase spirituelle, dans lequel le pratiquant montait à travers les royaumes célestes, contemplant la gloire divine et recevant des révélations mystiques. Ce voyage spirituel était considéré comme dangereux et exigeait une préparation rigoureuse, une purification et une protection. Métatron joue un rôle fondamental dans le Mysticisme de la Merkabah. Il est fréquemment décrit comme le guide et le protecteur de ceux qui recherchent l'expérience de l'ascension. Sa propre histoire, en tant qu'Hénoch, qui fut emmené aux cieux dans un char de feu, fait de lui l'exemple suprême du voyageur de la Merkabah. Il est le maître qui connaît les chemins célestes, les secrets du char divin et les dangers du voyage spirituel.

La Merkabah, en tant que symbole, est riche en significations. Les quatre faces des êtres angéliques représentent les quatre éléments (terre, eau, air et feu), les quatre points cardinaux, les quatre niveaux de l'âme (Nefesh, Rouah, Neshamah et Hayah) et les quatre lettres du nom ineffable de Dieu (YHVH). Les roues à l'intérieur de roues représentent la complexité et l'interconnexion de l'univers, les différents niveaux de la réalité et les cycles du temps. Le trône de saphir représente la stabilité, la pureté et la sagesse divine. La figure semblable à un homme, assise sur le trône, est fréquemment interprétée comme Métatron, le "YHVH mineur", la représentation de la divinité à un niveau accessible à la compréhension humaine. Il est la manifestation de la gloire de Dieu, le canal par lequel l'énergie divine s'écoule dans le monde. Le voyage à travers la Merkabah est un voyage intérieur, une ascension à travers les différents niveaux de la conscience. Chaque ciel, chaque palais céleste, représente une étape de purification, d'apprentissage et de transformation. Le pratiquant doit surmonter des obstacles, affronter des défis et se dépouiller de ses limitations pour atteindre la vision divine. Métatron, en tant que guide dans ce voyage, offre sa protection, sa sagesse et son orientation. Il révèle les secrets des chemins célestes, enseigne à prononcer les noms divins, à utiliser les sceaux angéliques et à surmonter les dangers qui se présentent. Il est le maître qui conduit l'âme à sa véritable identité et à son destin final.

La Merkabah n'est pas seulement un véhicule d'ascension individuelle, mais aussi un symbole de la création elle-même. Le char divin est la matrice énergétique à partir de laquelle l'univers se manifeste, le modèle fondamental qui soutient toute l'existence. Métatron, en tant qu'architecte et gardien de cette matrice, a un rôle crucial dans le maintien de l'ordre cosmique. La pratique du Mysticisme de la Merkabah, bien qu'ancienne, reste pertinente pour les chercheurs spirituels contemporains. La Merkabah est un symbole puissant de notre propre voyage intérieur, une carte pour l'ascension et l'illumination. Métatron, en tant que maître de la Merkabah, est un guide et un allié dans ce voyage, offrant sa sagesse, sa protection et son inspiration.

Le voyage par la Merkabah, sous la tutelle de Métatron, n'est pas seulement une traversée des royaumes célestes, mais un voyage au plus profond de l'âme. Chaque étape de cette ascension représente un éveil, une confrontation avec les illusions de l'ego et une opportunité d'alignement avec la véritable essence divine. Métatron, en tant que gardien de cette traversée, n'impose pas de chemins, mais éclaire les possibilités, permettant à ceux qui s'abandonnent à la quête spirituelle de trouver, par eux-mêmes, la connexion avec le sacré. Son rôle n'est pas seulement celui de maître, mais aussi de compagnon de voyage, assurant que chaque voyageur comprenne la signification de sa propre transformation. La Merkabah, par sa nature même, n'est pas une destination, mais un processus continu d'intégration entre les mondes physique et spirituel. Elle reflète le dynamisme de l'existence, où chaque étape d'évolution prépare le chercheur à des niveaux encore plus élevés de compréhension et de conscience. Métatron, comme celui qui a déjà parcouru ce chemin, représente la promesse que l'ascension est possible pour tous ceux qui s'y consacrent avec pureté et détermination. Sa connaissance n'est pas réservée à une élite spirituelle, mais s'étend à tous ceux qui aspirent à l'éveil, les orientant à reconnaître la divinité en eux. Ainsi, comprendre Métatron et sa relation avec la Merkabah, c'est accepter que l'ascension spirituelle n'est pas un don accordé au hasard, mais un appel à la redécouverte de son propre être. Le char divin ne transporte pas des corps, mais des consciences, les conduisant à la compréhension de leur propre lumière et à la reconnaissance que le véritable chemin vers le divin a toujours été à l'intérieur de chacun. Sous la direction de Métatron, le voyage cesse d'être une simple quête et devient une retrouvaille, un retour à l'origine sacrée de toutes choses.

Chapitre 17
La Kabbale Lourianique

La tradition kabbalistique a subi des transformations significatives au fil des siècles, et l'une des plus profondes s'est produite avec les enseignements d'Isaac Louria, connu sous le nom d'Ari. Son interprétation révolutionnaire du mysticisme juif a apporté une nouvelle vision sur la création, la chute et la rédemption du monde, délimitant un système de pensée où le rôle humain dans la réparation cosmique est devenu essentiel. Dans ce contexte, la figure de Métatron, déjà vénérée dans les traditions antérieures, acquiert de nouveaux contours, se connectant à la structure spirituelle proposée par la Kabbale Lourianique. En tant qu'entité céleste d'une immense importance, Métatron est vu comme un lien entre l'humanité et le divin, un intermédiaire qui non seulement conduit les âmes dans le voyage spirituel, mais protège également les mystères de la création et de la restauration universelle. Sa présence dans ce système mystique renforce l'idée que le monde n'est pas statique, mais plutôt un champ dynamique de forces spirituelles en mouvement, constamment influencé par l'interaction entre les énergies supérieures et l'action humaine consciente.

L'essence de la Kabbale Lourianique repose sur la compréhension de trois concepts fondamentaux : Tsimtsoum (la contraction divine), Shevirat ha-Kelim (la brisure des vases) et Tikoun (la réparation cosmique). Ces principes expliquent comment le monde a été créé, fragmenté et, enfin, peut être restauré par l'action humaine. Dieu, en retirant sa lumière infinie dans l'acte du Tsimtsoum, a créé un espace pour l'existence finie. Cependant, cette lumière, en remplissant les vases spirituels, a provoqué leur brisure, dispersant des étincelles divines dans le cosmos. Le rôle de l'humanité, selon Louria, est de recueillir ces étincelles et de les restaurer à leur origine, favorisant l'élévation spirituelle du monde. Métatron, dans ce contexte, assume un rôle crucial, car sa propre histoire reflète cette trajectoire d'ascension et de transformation. Avant de devenir un ange suprême, Métatron était Hénoch, un être humain qui a atteint un niveau de sainteté et de sagesse si élevé qu'il a été transfiguré en une entité céleste. Son voyage symbolise le potentiel de chaque âme à retourner à son origine divine et renforce l'idée centrale de la Kabbale Lourianique selon laquelle la rédemption est un processus collectif, stimulé par l'effort humain en direction de la spiritualité.

En approfondissant l'influence de Métatron au sein de ce système kabbalistique, on perçoit qu'il n'est pas seulement un gardien des mystères célestes, mais aussi un guide pratique dans le voyage d'élévation spirituelle. Associé à Atik Yomin, la plus haute des manifestations divines au sein de la structure des Partsoufim, Métatron personnifie le principe de la miséricorde primordiale, celui qui précède toutes les autres émanations divines. Il agit comme le canal par lequel la volonté de Dieu s'exprime et comme l'architecte du plan divin qui régit la création. Dans les méditations kabbalistiques et les pratiques mystiques, sa présence est invoquée pour aider à la compréhension des desseins spirituels et pour faciliter le processus de Tikoun. En tant que seigneur des registres célestes, Métatron possède la connaissance des vies passées des âmes et de leurs missions dans ce monde, aidant ceux qui cherchent l'illumination à comprendre leurs défis et leurs objectifs. Ainsi, au sein de la trame complexe des concepts de la Kabbale Lourianique, Métatron représente la possibilité de transcendance, le modèle suprême du voyage spirituel que chaque être humain est appelé à parcourir, réaffirmant la vision selon laquelle la rédemption de l'univers dépend autant de la grâce divine que de l'engagement actif de l'humanité dans la réparation du monde.

Pour comprendre l'influence de Métatron dans la Kabbale Lourianique, il est nécessaire, tout d'abord, de comprendre les concepts clés de cette école : Tsimtsoum (Contraction) : La création de l'univers, selon Louria, commence par un acte de contraction divine. Dieu, l'Ein Sof (l'Infini), se rétracte, créant un "vide primordial" où la création peut avoir lieu. Cet acte de contraction n'est pas une diminution de Dieu, mais une occultation de sa lumière infinie, pour permettre l'existence de quelque chose de différent de Lui. Shevirat ha-Kelim (Brisure des Vases) : Après le Tsimtsoum, Dieu émane sa lumière dans le vide primordial, à travers les Sephiroth, organisées en "vases" ou "réceptacles". Cependant, ces vases ne sont pas capables de contenir l'intensité de la lumière divine et se brisent, dispersant des "étincelles" de lumière divine dans tout l'univers. Tikoun (Réparation) : La brisure des vases est l'origine du mal et de la souffrance dans le monde. La mission de l'humanité, et en particulier du peuple juif, est de réaliser le Tikoun, la réparation des vases, par la pratique des mitzvot (commandements divins), la prière, la méditation et l'étude de la Torah. L'objectif est de rassembler les étincelles divines dispersées et de restaurer l'harmonie originelle. Partsoufim (Faces/Configurations) : Après la brisure des vases, les Sephiroth se réorganisent en de nouvelles configurations, appelées Partsoufim. Chaque Partsouf représente un aspect différent de la divinité, une forme plus complexe et dynamique d'interaction entre les Sephiroth.

Dans ce système complexe, Métatron est généralement associé au Partsouf d'Atik Yomin (Ancien des Jours), l'un des Partsoufim les plus élevés et mystérieux, représentant la pure volonté divine et la miséricorde primordiale. Atik Yomin est la première manifestation de la lumière divine après le Tsimtsoum, la source d'où émanent tous les autres Partsoufim. L'association de Métatron avec Atik Yomin renforce sa position d'intermédiaire suprême entre Dieu et la création, le canal par lequel la volonté divine se manifeste dans le monde. Il est le pont entre l'infini et le fini, le lien entre le transcendant et l'immanent. Cependant, la Kabbale Lourianique souligne également l'importance du travail humain dans le processus de Tikoun. La rédemption de l'univers ne dépend pas seulement de l'action divine, mais aussi de la participation active de l'humanité. Métatron, dans ce contexte, n'est pas seulement un être céleste qui réalise la réparation pour nous, mais un guide et un inspirateur, qui nous aide dans notre propre voyage de Tikoun.

La Kabbale Lourianique introduit l'idée que les âmes humaines contiennent également des étincelles divines, des fragments de la lumière originelle qui ont été dispersés lors de la brisure des vases. L'objectif de la vie humaine est donc d'élever ces étincelles, de les purifier et de les réintégrer à leur source. Métatron, en tant que connaisseur des secrets de l'âme et gardien des Registres Akashiques, peut aider dans ce processus, révélant notre but de vie, nos défis karmiques et le chemin vers notre propre rédemption. L'influence de Métatron dans la Kabbale Lourianique, bien que subtile, est significative. Il est l'exemple de l'ascension, de la transformation et de l'union avec le divin. Son histoire, en tant qu'Hénoch devenu Métatron, est une métaphore du voyage de l'âme humaine, qui cherche à retourner à son origine divine. La Kabbale Lourianique, avec sa complexité et sa profondeur, offre une carte détaillée de ce voyage, décrivant les obstacles, les défis et les récompenses du chemin spirituel. Métatron, en tant que guide sur ce chemin, nous offre sa sagesse, sa protection et son inspiration.

La pratique de la Kabbale Lourianique implique la méditation sur les Partsoufim, la visualisation de l'Arbre de Vie dans ses différentes configurations, la récitation de noms divins et la réalisation de rituels spécifiques. Métatron, en tant qu'un des êtres célestes associés à ce système, peut être invoqué dans ces pratiques pour aider à la compréhension des enseignements, à la purification de l'âme et à l'accélération du processus de Tikoun. La présence de Métatron dans la Kabbale Lourianique ne renforce pas seulement sa position de lien entre l'humain et le divin, mais souligne également l'importance du voyage individuel dans le processus de réparation cosmique. Sa propre ascension d'Hénoch à prince des cieux symbolise la possibilité de transformation inhérente à chaque âme, un reflet du Tikoun qui se déroule tant dans l'univers qu'en nous. En tant que gardien des mystères spirituels, il aide ceux qui cherchent à comprendre leur mission dans le monde, offrant orientation et clarté dans la tâche complexe de rassembler les étincelles divines dispersées par la création. En ce sens, Métatron n'est pas seulement un observateur des processus cosmiques, mais un participant actif à la conduite de l'humanité vers la réintégration avec la lumière originelle. Il agit comme un maître silencieux, révélant des chemins cachés à ceux qui sont prêts à emprunter la voie du Tikoun avec conscience et dévouement. Son rôle dans la Kabbale Lourianique transcende la théorie mystique et se manifeste de manière pratique dans la vie de ceux qui cherchent à s'aligner sur le dessein divin, utilisant la sagesse ancestrale comme un instrument de rédemption. Ainsi, comprendre l'influence de Métatron dans ce système spirituel, c'est reconnaître que la réparation du monde n'est pas un événement lointain, mais une construction quotidienne, façonnée par nos actions et intentions. Chaque choix aligné sur la vérité et l'amour contribue à restaurer l'harmonie cosmique, et Métatron, en tant que guide et témoin de ce processus, nous rappelle que le voyage vers l'illumination n'est pas solitaire. Au contraire, c'est un appel à la connexion, à la compréhension qu'en élevant nos âmes, nous élevons aussi l'univers lui-même.

Chapitre 18
Métatron et le Zohar

La tradition kabbalistique révèle un univers de symbolismes et de mystères cachés qui transcendent la compréhension linéaire de la réalité. Au sein de ce vaste corpus de connaissances, le Zohar émerge comme l'une des œuvres les plus énigmatiques et fondamentales, offrant une interprétation mystique de la Torah et dévoilant des aspects profonds de la structure du cosmos et de l'interaction entre le divin et l'humain. Il s'agit d'un texte qui non seulement analyse la création et ses développements spirituels, mais présente également une vision élevée de la hiérarchie céleste, au sein de laquelle Métatron occupe une place de choix. Son rôle transcende la simple figure d'un ange puissant, assumant des fonctions qui le rapprochent d'un archétype d'intermédiation entre Dieu et l'humanité, un pont entre les plans supérieurs et le monde manifesté. Avec une présence discrète mais significative dans les pages du Zohar, Métatron est décrit de manière fragmentée, mais toujours enveloppé d'un symbolisme qui suggère sa position unique dans l'économie spirituelle de l'univers. La manière dont il est dépeint insinue non seulement une connexion profonde avec la Lumière Divine, mais aussi une responsabilité fondamentale dans le maintien de l'ordre cosmique et dans la transmission de la connaissance ésotérique à ceux qui se montrent dignes de la recevoir.

L'identité de Métatron, telle qu'abordée dans le Zohar, s'inscrit dans un contexte de profonde interrelation entre la révélation et l'occultation. Sa figure n'est pas présentée de manière systématique, mais dans des passages dispersés qui exigent une interprétation attentive et un regard vigilant sur les implications plus subtiles de son apparition. Il surgit au milieu de discussions sur les mystères de la création et les mécanismes de la révélation divine, étant fréquemment associé à des concepts tels que la sagesse et la médiation. Dans son essence, il se présente comme un gardien de la connaissance sacrée, permettant seulement aux préparés d'avancer dans leur voyage spirituel. Cette facette de gardien renvoie à d'anciennes traditions qui l'identifient à Hénoch, le patriarche qui, selon les croyances mystiques, est monté aux cieux et a été transformé en cet être céleste élevé. Son rôle d'intermédiaire suggère qu'il ne protège pas seulement les secrets de la Création, mais qu'il conduit également ceux qui cherchent la vérité spirituelle le long des chemins de l'illumination. La présence de Métatron dans le Zohar suggère donc une clé interprétative pour comprendre comment la tradition kabbalistique conçoit la communication entre Dieu et l'humanité, et comment cette connaissance peut être accessible par la contemplation et l'étude mystique.

Dans le panorama kabbalistique esquissé par le Zohar, Métatron est également lié à la structure de l'Arbre de Vie, étant relié aux Sephiroth qui articulent la manifestation de l'énergie divine dans le monde. Sa connexion avec Keter, la Couronne, souligne sa proximité avec l'essence suprême de la divinité, tandis que son association avec Tiferet met en évidence sa fonction équilibrante, médiatisant entre les mondes supérieurs et inférieurs. Ces aspects renforcent sa nature duale, car il n'appartient pas seulement au royaume céleste, mais reste également un lien accessible pour ceux qui empruntent le chemin de la connaissance ésotérique. Le symbolisme de Métatron, par conséquent, fait écho à l'essence même de la Kabbale : un système de révélation progressive dans lequel chaque couche de compréhension se déploie de manière ordonnée, guidant l'initié vers une perception plus large de la réalité divine. Dans le Zohar, ce voyage spirituel est représenté par des métaphores et des allégories qui, une fois déchiffrées, révèlent un panorama plus large de l'interaction entre l'humain et le sacré. Dans ce contexte, Métatron n'est pas seulement une figure céleste de premier plan, mais un guide pour ceux qui aspirent à une compréhension plus profonde des mystères de l'univers, se consolidant comme un symbole de l'ascension spirituelle et de la quête de la connaissance suprême.

Le Zohar ne décrit pas Métatron de manière systématique ou détaillée, comme dans un traité théologique. Au lieu de cela, il apparaît dans des passages dispersés, au milieu de discussions sur d'autres thèmes, dans des allusions symboliques et dans des interprétations mystiques de versets bibliques. Ces apparitions, cependant, sont cruciales pour comprendre la vision kabbalistique de Métatron et sa relation avec la Divinité. L'une des principales fonctions de Métatron dans le Zohar est celle de "Gardien du Voile" ou "Gardien du Palais Céleste". Il est dépeint comme l'ange qui contrôle l'accès aux royaumes célestes, permettant l'entrée seulement à ceux qui sont dignes et purs. Cette fonction est liée à son expérience en tant qu'Hénoch, qui est monté aux cieux et a été transformé en un être angélique. Métatron, en tant que connaisseur des chemins célestes, est le gardien de ces chemins, protégeant les secrets divins de ceux qui ne sont pas préparés à les recevoir. Le Zohar associe également Métatron à la Shekhinah, la présence divine immanente dans le monde. Dans certains passages, il est décrit comme le "serviteur" ou le "messager" de la Shekhinah, celui qui transmet sa lumière et son énergie à la création. Cette association renforce la fonction de Métatron comme intermédiaire entre Dieu et le monde, comme le pont entre le transcendant et l'immanent.

Un autre thème important dans le Zohar est l'idée du "Nom Ineffable" de Dieu, le Tétragramme YHVH. Ce nom est considéré comme sacré et imprononçable, représentant l'essence inconnaissable de Dieu. Dans le Zohar, Métatron est parfois associé à ce nom, étant appelé "YHVH mineur" ou "Prince du Nom". Cette association ne suggère pas que Métatron soit une divinité mineure, mais qu'il est une émanation de la Divinité, une manifestation du pouvoir et de la gloire de Dieu à un niveau accessible à la compréhension humaine. Le Zohar utilise un langage riche en symbolisme, métaphores et allégories pour décrire la réalité spirituelle. L'interprétation de ces passages exige une connaissance profonde de la Kabbale, de la Torah et de la tradition mystique juive. Métatron, en tant que figure centrale de cette tradition, est fréquemment mentionné dans des contextes symboliques, représentant des concepts tels que la sagesse, la justice, le pouvoir et la médiation. Par exemple, le Zohar décrit Métatron comme "l'ange qui sauve le monde du pouvoir du mal". Cette description peut être interprétée comme une référence à sa fonction de protecteur contre les énergies négatives et les influences malignes, mais aussi comme une allusion à son rôle dans la rédemption de la Shekhinah et dans la restauration de l'harmonie cosmique.

Le Zohar mentionne également Métatron en connexion avec l'Arbre de Vie, le diagramme central de la Kabbale. Il est associé à différentes Sephiroth, selon le contexte, mais principalement à Keter (la Couronne) et à Tiferet (la Beauté). Son lien avec Keter souligne sa proximité avec la source divine, tandis que son lien avec Tiferet met en évidence son rôle de médiateur entre le ciel et la terre, comme le centre d'équilibre et d'harmonie dans l'Arbre de Vie. La présence de Métatron dans le Zohar, bien que fragmentée, est essentielle pour comprendre la vision kabbalistique de la hiérarchie céleste, de la relation entre Dieu et le monde, et du chemin vers l'illumination. Il est le gardien des secrets divins, l'intermédiaire entre le ciel et la terre, le représentant de la Divinité à un niveau accessible à la compréhension humaine.

Ainsi, la figure de Métatron dans le Zohar transcende la simple image d'un ange puissant et assume des contours beaucoup plus profonds et symboliques. Il se présente comme un guide spirituel, celui qui garde les secrets divins et les révèle seulement à ceux qui démontrent une véritable préparation et une intention pure. Sa position au sein de la structure kabbalistique reflète la complexité du chemin spirituel, où chaque avancée exige non seulement la connaissance, mais aussi la transformation intérieure. La présence de Métatron renforce l'idée que le voyage mystique n'est pas seulement une quête intellectuelle, mais un processus de raffinement de l'âme, où la compréhension de la divinité se fait par l'expérience directe et le mérite acquis au fil de la marche. De cette façon, en associant Métatron à l'Arbre de Vie et aux sphères divines, le Zohar dessine un pont entre les mondes, un axe qui relie les mystères les plus élevés de la Création à la perception humaine. Il ne représente pas seulement un messager entre Dieu et les hommes, mais symbolise également le processus même d'ascension spirituelle, dans lequel l'initié, en parcourant les chemins de la sagesse, se rapproche graduellement de la lumière divine. Cette relation entre Métatron et les niveaux de l'existence renforce la notion que la quête de la connaissance ésotérique n'est pas linéaire, mais se fait par des couches successives de compréhension, chacune exigeant un niveau plus profond de perception et d'engagement. Face à cela, la figure de Métatron dans le Zohar devient un reflet du mystère même de la Kabbale : une énigme qui ne peut être entièrement dévoilée, mais seulement pressentie par ceux qui sont prêts à recevoir sa lumière. Son rôle de "Prince du Nom" et de gardien du sacré montre que la révélation divine ne se fait pas de manière arbitraire, mais suit un ordre précis, dans lequel seuls les préparés peuvent avancer. Ainsi, Métatron demeure un symbole de la connexion entre l'humain et le divin, un phare pour ceux qui osent emprunter les chemins cachés de la sagesse et un témoignage du mystère infini de la Création.

Chapitre 19
Émanations Divines

Le Gnosticisme émerge comme un fascinant système de pensée qui défie les conceptions traditionnelles sur la nature du divin, de l'existence et du salut. Avec une base philosophique et religieuse plurielle, ses racines s'étendent aux traditions juives, hellénistiques et chrétiennes primitives, formant un corpus de croyances marqué par la recherche de la connaissance secrète (gnose). Cette connaissance, plus qu'une simple accumulation d'informations, est comprise comme un éveil spirituel, une reconnaissance de la véritable essence de l'âme humaine et du cosmos. Différent des religions dogmatiques, qui mettent l'accent sur la foi et l'obéissance, le Gnosticisme valorise l'illumination intérieure comme le chemin pour transcender l'illusion du monde matériel. Cette vision est intrinsèquement liée à sa cosmologie dualiste, qui présente un contraste fondamental entre la lumière et les ténèbres, l'esprit et la matière, le divin véritable et le faux créateur. Au centre de cette pensée se trouve la conception d'un Dieu suprême et inconnaissable, qui existe au-delà de l'univers physique et qui ne peut être compris que par la révélation directe de la gnose. Cette structure théologique et philosophique a non seulement façonné divers courants gnostiques, mais a également influencé de manière significative la compréhension de la spiritualité occidentale au fil des siècles.

La complexité du Gnosticisme se reflète dans la manière dont il interprète les entités célestes et leurs interactions avec l'humanité. Le concept d'émanations divines est fondamental pour la cosmologie gnostique, car il suggère que la divinité suprême n'agit pas directement dans le monde, mais plutôt par l'intermédiaire d'intermédiaires spirituels. Parmi ces intermédiaires, certaines traditions gnostiques positionnent Métatron, un être de lumière qui agit comme un pont entre le royaume céleste et le monde inférieur. Sa fonction, loin d'être uniforme, varie selon les différents systèmes gnostiques. Dans certains récits, il est un guide bienveillant qui aide les âmes dans leur ascension de retour au Plérôme, la sphère de la véritable divinité. Dans d'autres, il est vu de manière plus ambiguë, étant confondu ou associé au Démiurge, le faux créateur de l'univers matériel. Ces interprétations divergentes reflètent la multiplicité des courants au sein du Gnosticisme et la fluidité de ses conceptions théologiques. Le rôle de Métatron doit donc être compris dans ce contexte dynamique, où les entités spirituelles peuvent assumer des fonctions différentes selon la tradition gnostique spécifique dans laquelle elles apparaissent.

L'association de Métatron avec Sophia, l'une des figures centrales du Gnosticisme, ajoute une autre couche de complexité à sa représentation. Sophia, fréquemment dépeinte comme un principe féminin divin, joue un rôle crucial dans le récit de la chute et de la rédemption de l'univers. Dans certaines traditions, sa quête de connaissance a conduit à la création du Démiurge, un être imparfait qui, sans le savoir, a modelé le monde matériel comme une copie déformée du véritable royaume divin. En conséquence de cette transgression, les âmes humaines se sont retrouvées piégées dans le cycle de l'ignorance et de la matière, nécessitant la gnose pour se libérer. Métatron, dans cette perspective, peut être vu comme un agent de la sagesse, quelqu'un qui aide à la restauration de l'ordre cosmique en révélant les mystères cachés. Sa fonction de gardien de la connaissance secrète et de guide spirituel renforce l'idée que le salut ne dépend pas de dogmes externes, mais de la quête intérieure de la vérité. De cette manière, sa présence dans les récits gnostiques représente la possibilité de transcendance, un chemin pour ceux qui désirent retourner à leur origine divine par l'illumination spirituelle.

La cosmologie gnostique est généralement dualiste, postulant une division entre un Dieu suprême, transcendant et inconnaissable, et un dieu inférieur, imparfait et ignorant, appelé Démiurge, qui est le créateur du monde matériel. Le monde matériel est donc vu comme une création défaillante, une prison pour l'âme humaine, qui contient des étincelles de lumière divine emprisonnées dans la matière. L'objectif de la gnose est de libérer ces étincelles divines de la prison matérielle et de leur permettre de retourner au Plérôme, le royaume de la lumière et de la plénitude divine, où réside le Dieu suprême. Cette libération est atteinte par la connaissance secrète, la révélation de la véritable nature de la réalité et de l'âme humaine. Dans ce système, Métatron est parfois interprété comme l'une des émanations divines, un être céleste qui émane du Dieu suprême et qui agit comme intermédiaire entre le Plérôme et le monde matériel. Il n'est pas le Démiurge, le créateur ignorant, mais un être de lumière qui sert la volonté du Dieu véritable.

Dans certaines traditions gnostiques, Métatron est identifié à Yaldabaoth, le nom donné au Démiurge dans certains textes. Cette identification, cependant, est controversée et n'est pas universellement acceptée. Certains érudits soutiennent que l'association de Métatron avec Yaldabaoth est une interprétation erronée, basée sur des similitudes superficielles entre les deux personnages. Dans d'autres traditions, Métatron est vu comme un être séparé du Démiurge, un archonte (gouverneur céleste) qui sert le Dieu suprême et aide à la libération des âmes humaines. Il est le gardien de la connaissance secrète, le révélateur de la gnose, le guide qui conduit les âmes au Plérôme. La figure de Métatron, dans le Gnosticisme, est fréquemment associée à d'autres êtres célestes, comme Sophia (Sagesse), un principe féminin divin qui joue un rôle crucial dans la cosmologie gnostique. Sophia est souvent dépeinte comme la mère du Démiurge, mais aussi comme une force rédemptrice, qui cherche à restaurer l'harmonie et l'ordre dans l'univers. Métatron, en tant qu'allié de Sophia, aide dans sa mission de libérer les étincelles divines emprisonnées dans la matière.

Le Gnosticisme, dans sa diversité, offre différentes interprétations du rôle de Métatron. Dans certains textes, il est un être de lumière, un émissaire du Dieu suprême, un guide dans le voyage spirituel. Dans d'autres, il est une figure plus ambiguë, associée au Démiurge ou à d'autres archontes. Cette ambiguïté reflète la complexité même du Gnosticisme, avec ses multiples écoles et interprétations. Il est important de souligner que le Gnosticisme n'est pas un système monolithique, mais un ensemble d'idées et de croyances qui se sont développées dans différents contextes et qui ont été influencées par diverses traditions. La figure de Métatron, dans ce contexte, est un reflet de cette diversité, assumant différentes formes et fonctions, selon l'école gnostique en question. L'étude du Gnosticisme est un défi pour les chercheurs, en raison de la rareté des sources primaires et de la complexité des textes gnostiques, qui utilisent fréquemment un langage symbolique et allégorique. Cependant, cette étude peut révéler des aperçus précieux sur l'histoire des religions, la nature de la spiritualité humaine et la quête de la vérité et du salut. Métatron, en tant que figure présente dans certains textes gnostiques, nous invite à explorer les différentes interprétations de la réalité spirituelle, à remettre en question nos propres croyances et à chercher la connaissance secrète qui peut nous libérer des illusions du monde matériel. Il est un exemple que le voyage spirituel est un voyage de découverte, de transformation et de retour à notre origine divine.

La complexité de la figure de Métatron dans le Gnosticisme reflète la richesse symbolique même de cette tradition spirituelle, où les limites entre le bien et le mal, la lumière et les ténèbres, deviennent fluides et interprétables. Sa présence comme intermédiaire entre le Plérôme et le monde matériel suggère l'existence de multiples couches de réalité, où la vérité ne se présente pas de manière absolue, mais plutôt comme un mystère à dévoiler par la gnose. Ainsi, le rôle de Métatron s'ajuste selon la perspective de chaque école gnostique, tantôt comme guide et libérateur, tantôt comme gardien d'une connaissance restreinte et énigmatique. Au fil de l'histoire, le Gnosticisme a été un témoignage de l'inquiétude humaine face à l'existence et à la recherche du sens ultime de la vie. L'image de Métatron, associée à la sagesse cachée et à la révélation spirituelle, renforce cette quête constante du dépassement de l'ignorance et de la retrouvaille avec l'origine divine. Son lien avec Sophia, la mère de la chute et de la rédemption, exemplifie la tension entre erreur et illumination, renforçant la notion que même les déviations peuvent conduire à la vérité. Ainsi, Métatron n'est pas seulement une entité mystique, mais aussi un symbole du voyage spirituel de l'individu vers la connaissance de soi. De cette manière, la figure de Métatron dans le Gnosticisme reste enveloppée de mystère, représentant à la fois le gardien du sacré et le guide de la libération. Sa présence dans les textes gnostiques illustre non seulement la diversité de ces traditions, mais invite également à la réflexion sur le rôle de la connaissance dans la rédemption de l'âme. Qu'il soit émanation du divin ou agent de révélation, il continue d'être une clé pour comprendre la relation entre l'humain et le transcendant, nous rappelant que la quête de la vérité est, en dernière instance, un appel à l'éveil spirituel.

Chapitre 20
L'Ange de la Révélation

La figure de Métatron surgit dans les traditions ésotériques comme l'un des plus hauts êtres célestes, associé à la transmission de la connaissance divine et à la fonction d'intermédiaire entre Dieu et l'humanité. Bien que sa présence soit plus évidente dans le mysticisme juif, notamment dans la Kabbale et la littérature apocalyptique, sa possible correspondance avec des figures angéliques de l'Islam révèle une interconnexion symbolique entre différentes traditions religieuses. Le concept d'un ange doté d'un pouvoir et d'une autorité exceptionnels soulève des questions théologiques dans l'Islam, dont la base monothéiste rigoureuse rejette toute possibilité d'attribution de caractéristiques divines à des êtres créés. Cependant, les fonctions exercées par Métatron, telles que gardien de la connaissance sacrée et messager entre le Créateur et les êtres humains, trouvent des parallèles significatifs dans certaines descriptions islamiques, principalement dans la figure de l'archange Gabriel (Jibril), largement reconnu comme le transmetteur des révélations divines aux prophètes. Cette superposition d'attributs suggère une connexion conceptuelle entre Métatron et Gabriel, même si leurs identités restent distinctes au sein de leurs traditions respectives.

La tradition islamique conçoit les anges comme des êtres créés de lumière, exempts de libre arbitre, dont la seule fonction est d'obéir et d'exécuter les desseins divins. Parmi eux, Jibril se distingue comme le messager suprême, chargé de communiquer les révélations divines aux prophètes, y compris Moïse et, surtout, Mahomet. Son rôle d'intermédiaire entre Dieu et les humains le place dans une position analogue à celle occupée par Métatron dans les conceptions kabbalistiques, où ce dernier est décrit comme le "Prince de la Face", celui qui est le plus proche de la présence divine et agit comme son scribe céleste. De plus, certaines traditions mystiques suggèrent que Métatron aurait été le patriarche Hénoch, élevé aux cieux et transformé en cet être céleste, une notion qui fait écho à la croyance islamique en l'ascension de prophètes comme Élie et Mahomet. Malgré ces similitudes, la théologie islamique rejette toute idée d'un être créé pouvant partager ou intermédier des attributs divins, ce qui rend l'identification directe entre Métatron et Gabriel un point de débat controversé.

Dans le cadre du soufisme, la branche mystique de l'Islam, certaines analogies entre Métatron et les anges décrits dans les textes ésotériques islamiques deviennent plus évidentes. Certains mystiques soufis explorent la symbologie des anges comme des représentations des étapes spirituelles de l'âme humaine dans son voyage de purification et d'illumination. Dans cette perspective, Métatron peut être compris non pas comme une entité séparée, mais comme un archétype de l'ascension spirituelle, un reflet de la quête humaine de proximité avec Dieu. Les textes soufis qui mentionnent le Trône Divin et le Char Céleste – concepts rappelant la Merkabah de la tradition juive – peuvent contenir des références voilées à la fonction de Métatron comme gardien du trône ou conducteur du char, sans toutefois le nommer explicitement. De cette façon, tandis que la tradition islamique orthodoxe maintient une distance vis-à-vis de toute identification de Métatron avec Gabriel ou tout autre ange, les interprétations mystiques ouvrent un espace pour une compréhension plus symbolique, où les concepts s'entrelacent sans compromettre les fondements monothéistes de l'Islam.

Il est important de souligner que la théologie islamique est strictement monothéiste, mettant l'accent sur l'unicité et la transcendance absolue de Dieu (Allah). L'idée d'un ange doté de pouvoirs et d'attributs aussi élevés que ceux attribués à Métatron dans certaines traditions juives et kabbalistiques peut être considérée comme problématique, frôlant l'idolâtrie (shirk), le péché impardonnable d'associer des partenaires à Dieu. Cependant, l'Islam reconnaît l'existence des anges comme des êtres créés par Dieu, faits de lumière, qui remplissent différentes fonctions dans l'univers. L'archange Gabriel est considéré comme le plus important des anges, le messager de Dieu, responsable de transmettre la révélation divine aux prophètes, y compris Mahomet. Il est décrit comme un être d'une immense puissance et beauté, avec six cents ailes, capable de voyager entre le ciel et la terre en un instant.

Certains érudits, en particulier ceux familiarisés avec la Kabbale et le mysticisme juif, suggèrent que Métatron pourrait être identifié à Gabriel, ou à un aspect de Gabriel. Ils soulignent les similitudes entre les fonctions et les attributs des deux êtres : Messager Divin : Tant Métatron que Gabriel sont décrits comme des messagers de Dieu, transmettant révélations, instructions et orientation aux êtres humains. Intermédiaire : Tous deux agissent comme intermédiaires entre Dieu et l'humanité, portant les prières et suppliques des croyants au trône divin. Gardien de la Connaissance : Métatron, en tant que Scribe Céleste, et Gabriel, en tant qu'ange de la révélation, sont gardiens de la connaissance divine, la révélant aux prophètes et aux mystiques. Pouvoir et Autorité : Tous deux sont décrits comme des êtres d'une immense puissance et autorité dans la hiérarchie céleste, capables d'accomplir des exploits extraordinaires. Proximité avec la Divinité : Tant le Prince de la Face que l'ange chargé de livrer la parole de Dieu aux prophètes, en particulier à Mahomet, doivent avoir un accès illimité. Cependant, cette identification n'est pas universellement acceptée. De nombreux musulmans orthodoxes rejettent l'idée de Métatron comme un être distinct, la considérant comme une influence externe, non islamique. Ils soutiennent que Gabriel est l'ange suprême, le messager de Dieu par excellence, et qu'il n'est pas nécessaire de postuler l'existence d'un autre être aux fonctions similaires.

Au sein du Soufisme, la branche mystique de l'Islam, la figure de Métatron est parfois mentionnée, mais généralement de manière indirecte et symbolique. Les soufis, qui cherchent l'expérience directe de l'union avec Dieu, peuvent interpréter Métatron comme un symbole de l'âme humaine dans son état le plus élevé, purifiée et illuminée, capable de recevoir la révélation divine. Certains textes soufis mentionnent le "Trône de Dieu" et le "Char Divin" (analogues à la Merkabah juive), et Métatron peut être implicitement associé à ces concepts, comme le gardien du trône ou le conducteur du char. Cependant, ces références sont généralement voilées et allégoriques, évitant toute suggestion d'idolâtrie ou d'association de partenaires à Dieu.

La question de la présence de Métatron dans l'Islam reste donc ouverte au débat et à l'interprétation. Il n'y a pas de réponse définitive, et les différentes écoles de pensée islamique ont des perspectives différentes sur le sujet. L'important est de comprendre que l'Islam est une religion strictement monothéiste, et que toute interprétation de Métatron, ou de tout autre être angélique, doit être conforme à ce principe fondamental. La possible connexion entre Métatron et Gabriel, cependant, est un exemple fascinant de la manière dont les idées et les symboles religieux peuvent transcender les frontières culturelles et religieuses, trouvant une résonance dans différentes traditions. La quête de la compréhension de la nature divine et de notre relation avec le transcendant est une quête universelle, et Métatron, quelle que soit son identité exacte, est un symbole de cette quête, un guide dans notre voyage spirituel et un rappel de notre propre capacité à nous connecter à la lumière divine. Bien que la théologie islamique ne reconnaisse pas explicitement Métatron, la recherche d'un intermédiaire entre l'humain et le Divin, et d'un messager de la révélation, est un thème qui trouve des parallèles dans les deux traditions, démontrant la complexité et la richesse de l'expérience religieuse humaine. L'Islam, par conséquent, aborde la question d'un "Métatron" à travers les attributs et actions associés, principalement, à Jibril

Chapitre 21
Littérature Apocalyptique

La littérature apocalyptique joue un rôle fondamental dans la construction des visions sur le destin de l'humanité, le jugement divin et les mystères célestes, structurant des récits qui transcendent la réalité quotidienne et plongent dans des dimensions spirituelles profondes. Dans ce contexte, Métatron émerge comme une figure d'une extrême pertinence, notamment dans les textes qui explorent l'ascension d'Hénoch et sa transformation en une entité céleste. Sa présence symbolise le pont entre l'humain et le divin, représentant la possibilité d'élévation spirituelle et l'obtention de la connaissance sacrée. Au fil des siècles, différentes traditions ont façonné l'image de Métatron, lui attribuant diverses fonctions, de scribe céleste à chef des anges et prince de la présence divine. Ces représentations ne renforcent pas seulement sa position dans la hiérarchie céleste, mais soulignent également son rôle d'intermédiaire entre Dieu et l'humanité, étant un canal de révélations et un gardien des mystères cachés. La littérature apocalyptique, pleine de symbolismes et de métaphores, utilise la figure de Métatron pour illustrer la quête du divin et la transcendance des limitations humaines, lui conférant un statut singulier au sein de la pensée mystique et ésotérique.

Dans les textes apocalyptiques, en particulier ceux qui composent le cycle d'Hénoch, Métatron assume un rôle central dans le voyage d'ascension et d'illumination. Sa relation avec Hénoch est cruciale pour comprendre son identité, car la transformation du patriarche biblique en un être céleste sert de base à la conception de Métatron comme une entité suprême dans les cieux. Dans des œuvres comme 1 Hénoch, 2 Hénoch et 3 Hénoch, on observe une progression dans la construction de sa figure, depuis la description d'Hénoch comme un homme juste choisi par Dieu jusqu'à sa métamorphose complète en l'une des puissances les plus élevées du monde céleste. Ces textes dépeignent Métatron comme celui qui détient la connaissance cachée, celui qui témoigne des secrets divins et qui joue un rôle actif dans l'ordre cosmique. Sa présence ne renforce pas seulement la croyance en la possibilité d'ascension spirituelle, mais suggère également que le voyage apocalyptique ne se limite pas à une destruction imminente, mais plutôt à une transformation profonde qui conduit à la révélation et à la rédemption. Ainsi, la figure de Métatron se consolide comme un archétype de la connaissance divine, représentant la lumière au milieu des ténèbres et l'orientation pour ceux qui cherchent à comprendre les desseins célestes.

Le symbolisme associé à Métatron dans la littérature apocalyptique reflète la complexité de son identité et de son rôle dans le panorama mystique juif et chrétien. Tandis que certains textes soulignent sa fonction de scribe céleste, enregistrant les événements cosmiques et les décrets divins, d'autres le présentent comme une entité guerrière, chef des armées angéliques et exécuteur de la justice de Dieu. Cette dualité renforce la richesse de sa représentation, en faisant un personnage aux multiples facettes qui s'adapte aux différents besoins théologiques et spirituels des traditions qui l'évoquent. De plus, la présence de Métatron dans les écrits apocalyptiques souligne l'idée que la connaissance transcendante n'est pas accessible à tous, mais plutôt à ceux qui parcourent le chemin de l'illumination et de la communion avec le divin. Sa figure devient un symbole de l'espoir en la transformation, en l'ascension spirituelle et en la surmontée des barrières imposées par l'existence terrestre. Au long de la littérature apocalyptique, Métatron s'établit comme un guide essentiel pour ceux qui cherchent à comprendre les mystères célestes, offrant non seulement des révélations, mais aussi un modèle de transcendance qui inspire l'humanité à chercher sa propre élévation spirituelle.

Le texte le plus important pour comprendre la présence de Métatron dans la littérature apocalyptique est le Livre d'Hénoch, ou Hénoch, une œuvre pseudo-épigraphe (attribuée à un auteur qui n'est pas le véritable) qui ne fait pas partie du canon biblique officiel de la plupart des traditions juives et chrétiennes, mais qui a exercé une grande influence sur la pensée religieuse et mystique de ces traditions. 1 Hénoch est une collection de textes, composés à différentes époques et par différents auteurs, qui narrent les visions et révélations d'Hénoch, le patriarche biblique qui "marcha avec Dieu" et fut emmené aux cieux. Le livre est divisé en cinq sections principales : Le Livre des Veilleurs : Décrit la chute des anges, la corruption de l'humanité et le jugement divin. Le Livre des Paraboles : Contient des visions prophétiques sur le Messie, le Fils de l'Homme, et le jugement dernier. Le Livre de l'Astronomie : Révèle la connaissance d'Hénoch sur les mouvements des corps célestes et les lois de la nature. Le Livre des Songes : Décrit les visions oniriques d'Hénoch, avec des messages symboliques sur l'avenir. L'Épître d'Hénoch : Contient des exhortations morales et des conseils pratiques pour une vie droite. Bien que Métatron ne soit pas mentionné par son nom dans 1 Hénoch, la figure d'Hénoch, dans son ascension et sa transformation, est le prototype de Métatron. La description de son voyage à travers les cieux, ses interactions avec les anges et les démons, ses révélations sur le jugement dernier et la nouvelle Jérusalem, tout cela contribue à la construction de l'image de Métatron comme un être céleste puissant, un guide et un intermédiaire entre Dieu et l'humanité.

Dans 2 Hénoch (également connu sous le nom de Livre Slave d'Hénoch ou Secrets d'Hénoch), Métatron est mentionné explicitement. Ce texte, moins connu que 1 Hénoch, décrit l'ascension d'Hénoch aux cieux et sa transformation en un être angélique. Métatron est identifié comme l'ange qui guide Hénoch à travers les différents niveaux du ciel, lui révélant les secrets divins et l'instruisant sur l'ordre cosmique. Dans 3 Hénoch (également connu sous le nom de Livre Hébreu d'Hénoch ou Sefer Hekhalot), Métatron est la figure centrale. Ce texte, considéré comme l'un des plus importants de la littérature mystique juive, décrit l'ascension du rabbin Ishmael aux cieux et sa rencontre avec Métatron. Métatron révèle à Ishmael les secrets de la Merkabah, le char divin, les noms des anges, les mystères de la création et les événements futurs. 3 Hénoch est une source riche d'informations sur Métatron, détaillant son apparence, ses fonctions, ses pouvoirs et sa relation avec Dieu. Il est décrit comme un être de lumière, avec 72 ailes, 365 000 yeux, et une hauteur qui s'étend sur des milliers de kilomètres. Il est le "Prince de la Face", le "YHVH mineur", le scribe céleste, le gardien des secrets divins et le chef des anges.

La littérature apocalyptique, avec son langage symbolique et ses visions grandioses, ne doit pas être interprétée littéralement. Les images d'anges, de démons, de batailles célestes et de jugements derniers sont des métaphores des luttes internes de l'âme humaine, des défis de la vie spirituelle et de la quête de vérité et d'illumination. Métatron, en tant que figure présente dans cette littérature, représente l'espoir de l'ascension, de la transformation et de l'union avec le divin. Il est l'exemple que l'humanité peut transcender ses limitations, surmonter le mal et atteindre la gloire céleste. Son histoire nous invite à chercher la connaissance secrète, à cultiver la vertu et à nous préparer à la rencontre avec la Divinité. La littérature apocalyptique, bien qu'elle puisse paraître sombre et effrayante par moments, est, dans son essence, une littérature d'espoir. Elle nous rappelle que, même au milieu du chaos et de l'obscurité, la lumière divine prévaudra toujours, que la justice sera rendue et qu'un nouveau monde, de paix, d'harmonie et d'amour, est à venir. Métatron, en tant que gardien de cet espoir, est un guide et un allié dans notre voyage spirituel, offrant sa protection, sa sagesse et son inspiration.

La trajectoire de Métatron dans la littérature apocalyptique révèle non seulement sa grandeur en tant qu'entité céleste, mais aussi sa fonction essentielle de lien entre le divin et l'humain. Au fil des textes analysés, sa présence symbolise la possibilité de transformation et d'élévation spirituelle, renforçant la croyance que la connaissance sacrée est un chemin accessible à ceux qui cherchent à la comprendre avec dévotion et droiture. Son image aux multiples facettes, tantôt scribe céleste, tantôt chef des armées angéliques, reflète la complexité de l'expérience spirituelle humaine, qui oscille entre la contemplation du sacré et l'affrontement contre les forces du chaos. En ce sens, l'ascension d'Hénoch et sa transfiguration en Métatron servent d'archétype à ceux qui empruntent la voie de la connaissance de soi et de l'illumination. Sa figure résonne comme une invitation à la quête du sacré, suggérant que le voyage spirituel, bien que semé d'embûches, conduit à la révélation et à la compréhension des vérités divines. Les textes apocalyptiques, en présentant Métatron comme témoin des mystères célestes, renforcent la notion qu'il existe un ordre supérieur régissant l'existence, et que ceux qui se consacrent à le comprendre peuvent entrevoir la lumière derrière le voile de la réalité terrestre. De cette façon, Métatron demeure l'un des symboles les plus puissants de la transcendance et de la communion avec le divin.

Sa présence dans la littérature apocalyptique enrichit non seulement l'imaginaire mystique, mais sert également de phare à ceux qui cherchent sens et but au milieu des incertitudes du monde. En tant que gardien des secrets cosmiques et guide spirituel, il nous rappelle que, aussi sombres que soient les temps, la vérité et la lumière seront toujours à la portée de ceux qui osent les chercher.

Chapitre 22
Dévoiler le Chemin Intérieur

Entrer sur le chemin intérieur avec Métatron comme guide, c'est comme dévoiler les secrets d'une carte ancestrale, qui révèle des paysages cachés de l'âme et conduit à des trésors de sagesse endormis. C'est un voyage d'immersion profonde dans sa propre essence, guidé par la lumière de l'archange qui a transcendé la condition humaine pour devenir un phare de connaissance et de pouvoir. Métatron, dans son essence, est le pont entre le terrestre et le céleste, celui qui chemine entre les mondes, comprenant le langage de l'univers et les aspirations du cœur humain. Sa présence nous invite à transcender les illusions de la réalité matérielle et à plonger dans les profondeurs de l'être, où l'étincelle divine attend d'être éveillée.

Le voyage intérieur avec Métatron n'est pas une fuite de la réalité, mais plutôt une plongée dans son essence la plus profonde. C'est un appel à la connaissance de soi, à la dissolution des masques qui cachent la véritable identité et à la rencontre avec la sagesse qui réside en chacun de nous. Métatron, en tant que gardien des registres célestes, connaît l'histoire de chaque âme, ses défis, ses victoires et ses leçons. Il nous guide à travers les labyrinthes de l'esprit, révélant des schémas cachés, des croyances limitantes et des traumatismes qui empêchent le flux de la lumière divine. Avec son orientation, nous apprenons à reconnaître les voix de l'ego, qui murmurent des doutes et des peurs, et à nous connecter à la voix de l'intuition, qui nous guide avec clarté et sagesse. Le voyage intérieur devient alors un processus de guérison, de libération et d'expansion de la conscience. Métatron nous enseigne à écouter les murmures de l'âme, qui aspire à la connexion, au sens et au but. Il nous guide vers la rencontre avec notre véritable identité, avec la mission que nous sommes venus accomplir dans ce monde et avec les dons que nous portons dans notre cœur.

Le voyage intérieur avec Métatron n'est pas un chemin linéaire, avec des étapes prédéfinies et des objectifs à atteindre. C'est une danse en spirale, qui nous mène aux recoins les plus profonds de l'être, révélant à chaque pas de nouveaux paysages, de nouveaux défis et de nouvelles découvertes. Métatron nous accompagne à chaque courbe, à chaque montée et à chaque descente, offrant sa lumière, sa sagesse et sa protection. Il nous enseigne à honorer chaque expérience, à apprendre de chaque erreur et à célébrer chaque victoire. Le voyage intérieur avec Métatron est un appel à l'authenticité, à l'expression de ce que nous sommes en essence. C'est une invitation à vivre avec courage, avec intégrité et avec amour, manifestant dans le monde la lumière qui réside dans notre cœur. En nous connectant à Métatron, nous nous ouvrons à la sagesse universelle, à la compréhension que nous faisons partie de quelque chose de plus grand que nous-mêmes. Nous reconnaissons notre interconnexion avec tous les êtres et avec la Source Créatrice elle-même, nous éveillant à la responsabilité de cocréer une réalité plus harmonieuse et alignée sur le bien supérieur.

Le voyage intérieur avec Métatron est une aventure sans fin, une plongée dans le potentiel infini de l'âme humaine. C'est un chemin d'éveil, de guérison, de transformation et d'ascension, qui nous conduit à la réalisation de notre vraie nature divine et à la manifestation de la lumière que nous sommes destinés à irradier dans le monde. À chaque pas fait vers notre intérieur, avec Métatron comme guide, nous nous rapprochons de la Source Créatrice, de la sagesse universelle et de l'amour inconditionnel qui imprègne toutes choses. Nous nous éveillons à la compréhension que nous sommes des êtres divins en essence, et que notre voyage terrestre est une opportunité de manifester cette divinité dans chaque pensée, parole et action. Que ce chapitre soit une invitation à commencer ou à approfondir votre voyage intérieur avec Métatron. Permettez à sa lumière de vous guider, à sa sagesse de vous inspirer et à son amour de vous transformer. Embrassez l'appel de l'âme et dévoilez les trésors qui vous attendent dans les profondeurs de votre être.

Chapitre 23
Intégration et Ascension avec Métatron

Le voyage spirituel avec Métatron atteint un nouveau palier lorsque son énergie s'intègre au quotidien, guidant chaque pas et transformant l'expérience terrestre en une danse cosmique d'élévation et de connaissance de soi. Cette intégration ne consiste pas en un éloignement du monde matériel, mais en une profonde transformation de la manière dont l'individu interagit avec la réalité, reconnaissant l'interconnexion entre les plans subtils et la vie terrestre. En s'ouvrant à cette présence, le chercheur devient un canal de la lumière divine, irradiant harmonie, sagesse et compassion dans chaque acte. L'énergie de Métatron aide à la dissolution des schémas limitants, favorisant une expansion de la conscience qui permet de voir au-delà des illusions de l'ego et de reconnaître la beauté et le but de chaque expérience.

Ce voyage d'intégration et d'ascension avec Métatron est un processus graduel, qui se manifeste à différents niveaux de l'être. Sur le plan physique, la présence de Métatron peut être ressentie comme une augmentation de la vitalité, une plus grande résistance aux maladies et une sensation de bien-être général. Sur le plan émotionnel, l'influence de Métatron se manifeste comme une profonde paix intérieure, une plus grande capacité à gérer les émotions difficiles et un sentiment d'harmonie dans les relations interpersonnelles. Sur le plan mental, la connexion avec Métatron favorise la clarté, la concentration et le discernement, aidant à la prise de décisions et au dépassement des schémas de pensée négatifs. Sur le plan spirituel, l'intégration avec Métatron se manifeste comme un profond éveil de la conscience, un sentiment de connexion avec le divin et une compréhension plus large du but de l'âme.

L'ascension spirituelle, dans ce contexte, n'est pas un événement unique et lointain, mais un processus continu d'élévation vibratoire, où l'individu s'aligne de plus en plus sur la lumière divine. L'énergie de Métatron agit comme un catalyseur dans ce processus, accélérant le développement spirituel et ouvrant la voie à des expériences transcendantes. La méditation, la contemplation de la géométrie sacrée, l'étude des enseignements spirituels et la pratique du service altruiste sont des outils qui potentialisent ce voyage, permettant à l'énergie de Métatron de s'intégrer de manière de plus en plus profonde à la vie du chercheur. Au cours de ce voyage, il est essentiel de garder l'esprit et le cœur ouverts pour recevoir l'orientation de Métatron, qui peut se manifester de manières subtiles et inattendues. Les synchronicités, les rêves révélateurs, les aperçus soudains et les messages intuitifs sont des formes par lesquelles Métatron communique, guidant l'individu sur son chemin d'ascension. La confiance en l'intuition et la disposition à suivre l'orientation divine sont fondamentales pour que cette danse cosmique se déploie en harmonie et mène à la réalisation du potentiel maximal de l'âme.

L'intégration de l'énergie de Métatron au quotidien se manifeste comme une transformation graduelle dans la manière dont l'individu perçoit et interagit avec le monde. La dualité entre les plans subtils et la réalité matérielle se dissout, laissant place à une compréhension plus holistique de l'existence. La vie terrestre cesse d'être vue comme un fardeau ou une épreuve, et devient un champ fertile pour la croissance spirituelle, où chaque expérience, défi et relation contribuent à l'évolution de l'âme. Ce changement de perspective se reflète dans divers aspects de la vie. Au travail, la présence de Métatron inspire la créativité, la concentration et la recherche d'un but qui dépasse le simple succès matériel. Dans les relations interpersonnelles, l'influence de Métatron se manifeste comme compassion, empathie et capacité à construire des liens plus profonds et significatifs. Dans la santé, l'énergie de Métatron favorise la vitalité, le bien-être et la guérison des déséquilibres énergétiques. Dans la vie spirituelle, l'intégration avec Métatron se manifeste comme un sentiment de connexion avec le divin, une plus grande clarté sur la mission de l'âme et un engagement envers le service altruiste.

L'ascension spirituelle, dans ce contexte, n'est pas un objectif lointain, mais une réalité qui se construit chaque jour, à chaque choix conscient et à chaque pas fait vers la lumière. L'énergie de Métatron agit comme un guide dans ce processus, ouvrant la voie à des expériences transcendantes et révélant la beauté et l'harmonie de l'univers. La méditation, la contemplation de la géométrie sacrée, l'étude des enseignements spirituels et la pratique du service altruiste sont des outils qui potentialisent ce voyage, permettant à l'énergie de Métatron de s'intégrer de manière de plus en plus profonde à la vie du chercheur. Au cours de ce voyage, il est essentiel de garder l'esprit et le cœur ouverts pour recevoir l'orientation de Métatron, qui peut se manifester de manières subtiles et inattendues. Les synchronicités, les rêves révélateurs, les aperçus soudains et les messages intuitifs sont des formes par lesquelles Métatron communique, guidant l'individu sur son chemin d'ascension. La confiance en l'intuition et la disposition à suivre l'orientation divine sont fondamentales pour que cette danse cosmique se déploie en harmonie et mène à la réalisation du potentiel maximal de l'âme.

L'intégration de l'énergie de Métatron au quotidien se manifeste comme une profonde transformation dans la manière dont l'individu se rapporte à lui-même. L'autocritique et la culpabilité cèdent la place à l'acceptation de soi et à l'amour-propre. Le chercheur reconnaît sa nature divine et s'efforce de la manifester dans chaque acte, pensée et parole. Le voyage d'ascension devient alors un processus d'intégration entre le moi humain et le moi divin, où l'individualité se fond avec la conscience universelle. Cette transformation intérieure se reflète dans une plus grande authenticité, dans une vie plus alignée sur les valeurs et principes spirituels. Le chercheur devient un exemple de lumière pour ceux qui l'entourent, inspirant et guidant les autres dans leurs propres voyages. La compassion, l'empathie et le service altruiste deviennent des expressions naturelles de cette nouvelle conscience, et la vie terrestre se transforme en un acte d'amour et de service au prochain.

L'ascension avec Métatron n'est pas un chemin de fuite de la réalité, mais de transformation de la réalité. Le chercheur ne s'isole pas du monde, mais devient un agent de changement, irradiant lumière et harmonie dans chaque interaction. La vie matérielle cesse d'être vue comme un obstacle à la spiritualité, et devient un champ fertile pour la manifestation du divin. Le travail, les relations, la santé et la vie sociale deviennent des expressions du but de l'âme, et le voyage terrestre se transforme en une danse cosmique d'élévation et de connaissance de soi. En intégrant l'énergie de Métatron dans sa vie, le chercheur s'aligne sur l'ordre universel, permettant à la sagesse divine de guider ses pas. L'intuition s'aiguise, la conscience s'élargit et l'âme se libère des schémas limitants. Le voyage d'ascension devient alors une expérience de profonde transformation, où l'individu se reconnaît comme partie intégrante du cosmos, un canal de la lumière divine qui éclaire son propre chemin et le chemin de ceux qui l'entourent.

Chapitre 24
La Critique du Culte de Métatron

La figure de Métatron occupe un rôle singulier au sein des traditions mystiques et théologiques qui le mentionnent, étant décrite comme le plus élevé des anges et, dans certaines conceptions, comme une manifestation de la volonté divine elle-même. Sa position privilégiée, fréquemment associée au trône céleste et à l'intermédiation entre Dieu et l'humanité, suscite l'admiration, mais soulève également des questions sur les limites entre vénération légitime et idolâtrie. La présence de Métatron dans les écritures mystiques, comme dans la littérature hénochienne et la Kabbale, lui confère un statut qui transcende celui d'un simple ange et le rapproche d'une fonction quasi divine, ce qui, pour beaucoup, peut générer des interprétations erronées sur son véritable rôle dans le plan spirituel. Pour ceux qui le voient comme un canal de la divinité, son existence symbolise le pont entre le Créateur et la création, un véhicule de la lumière divine qui imprègne toutes choses. Cependant, pour les traditions plus rigides du monothéisme, toute forme d'élévation d'un être créé à la position d'adoration représente un risque grave de déviation doctrinale.

Les controverses sur Métatron ne proviennent pas seulement de sa position élevée dans la hiérarchie angélique, mais aussi de la manière dont il est dépeint dans différentes traditions. Dans le judaïsme mystique, par exemple, sa relation avec la Sephirah Keter le place comme une émanation de l'essence divine elle-même, bien que son adoration ne soit jamais encouragée. D'un autre côté, dans des contextes ésotériques et même chrétiens non orthodoxes, il est souvent invoqué comme guide et protecteur, ce qui soulève des débats sur la nature de cette pratique et sa compatibilité avec le strict monothéisme. Le point central de cette discussion tourne autour de la différence entre respect et idolâtrie : honorer un être céleste pour sa fonction au sein de l'ordre divin est une pratique acceptable dans de nombreuses traditions religieuses, mais lui attribuer un pouvoir indépendant ou le traiter comme une divinité autonome rompt avec les principes fondamentaux de la foi monothéiste. Ce dilemme ne se limite pas seulement à la figure de Métatron, mais s'étend à toute instance où la dévotion à des intermédiaires pourrait obscurcir l'adoration exclusive au Créateur.

Ainsi, l'analyse de la vénération de Métatron exige un examen attentif des limites entre révérence et idolâtrie, en distinguant entre une reconnaissance légitime de son rôle et l'attribution de caractéristiques divines qui compromettent l'unicité de Dieu. Ce débat, qui traverse les siècles, reflète la complexité de la spiritualité humaine et sa quête de connexion avec le sacré. Indépendamment de la tradition ou de l'interprétation, l'essentiel est de comprendre que la véritable dévotion doit être enracinée dans la conscience de la transcendance divine, sans la nécessité d'intermédiaires qui assumeraient un rôle central dans la relation de l'individu avec Dieu. De cette façon, toute pratique impliquant l'invocation ou la reconnaissance de Métatron doit être menée avec discernement, en gardant toujours à l'esprit que lui, comme tout autre être créé, n'est pas une fin en soi, mais une manifestation de l'ordre céleste qui reflète, en dernière instance, la gloire du Créateur.

La réponse à cette question varie considérablement, en fonction de la tradition religieuse, de l'interprétation théologique et de la perspective individuelle. Dans le Judaïsme Orthodoxe : Le judaïsme orthodoxe est strictement monothéiste, soulignant l'unicité et la transcendance absolue de Dieu. Toute forme de vénération d'êtres intermédiaires, comme les anges ou les saints, est considérée comme potentiellement idolâtre. La figure de Métatron, avec sa description comme "YHVH mineur" et sa proximité avec le trône divin, est particulièrement problématique. Le Talmud Babylonien (Sanhedrin 38b) rapporte un incident où un hérétique interprète la description de Métatron dans Exode 24:1 comme une preuve que Métatron est une divinité séparée, qui doit être adorée. Le Talmud rejette véhémentement cette interprétation, affirmant que Métatron n'est qu'un serviteur de Dieu, et que l'adoration doit être dirigée exclusivement vers Dieu. Maïmonide, l'un des plus grands philosophes et codificateurs de la loi juive, dans son œuvre "Mishneh Torah", interdit explicitement l'invocation des anges ou de tout autre être intermédiaire, soulignant que la prière doit être adressée uniquement à Dieu. Par conséquent, dans le judaïsme orthodoxe, la vénération de Métatron, sous quelque forme que ce soit qui ressemble à de l'adoration, est considérée comme de l'idolâtrie et est strictement interdite. Métatron est reconnu comme un ange puissant, un serviteur de Dieu, mais pas comme un objet de culte.

Dans la Kabbale : La Kabbale, la tradition mystique juive, a une vision plus complexe et nuancée de Métatron. Bien que la Kabbale souligne également l'unicité de Dieu, elle explore l'idée d'émanations divines, les Sephiroth, à travers lesquelles Dieu se manifeste dans le monde. Métatron, comme nous l'avons vu, est fréquemment associé à Keter, la Couronne, la Sephirah la plus élevée, représentant la pure volonté divine. Dans la Kabbale, Métatron est vu comme un intermédiaire entre Dieu et la création, un canal par lequel l'énergie divine s'écoule dans le monde. Il est le gardien des secrets divins, le maître de la sagesse cachée et le guide dans le voyage spirituel. Cependant, même dans la Kabbale, la vénération de Métatron est soigneusement délimitée. Il est vu comme un serviteur de Dieu, un instrument de la volonté divine, et non comme une divinité indépendante. L'invocation de Métatron, dans les pratiques kabbalistiques, est généralement faite dans le contexte d'un rituel plus large, qui implique l'invocation de noms divins et la méditation sur les Sephiroth. L'objectif n'est pas d'adorer Métatron, mais de se connecter à l'énergie divine qu'il représente.

Dans le Christianisme : Le christianisme, dans ses diverses branches, a une relation plus variée avec la figure de Métatron. Dans la plupart des traditions chrétiennes, Métatron n'est pas mentionné explicitement, et l'accent est mis sur la Trinité (Père, Fils et Saint-Esprit) comme objet d'adoration. Cependant, dans certaines traditions chrétiennes ésotériques et dans les mouvements du Nouvel Âge, Métatron est reconnu comme un archange puissant, un guide spirituel et un intermédiaire entre Dieu et l'humanité. L'invocation de Métatron pour la guérison, la protection et l'orientation est une pratique courante dans certains de ces cercles. La question de l'idolâtrie, dans le contexte chrétien, est généralement abordée par la distinction entre latrie (adoration, due uniquement à Dieu) et dulie (vénération, qui peut être adressée aux saints et aux anges). L'invocation de Métatron, dans ce contexte, serait considérée comme de la dulie, une forme d'honorer un être céleste pour sa sainteté et son service à Dieu, et non de la latrie, une forme d'adoration qui le mettrait à la place de Dieu.

Dans d'Autres Traditions : Dans d'autres traditions religieuses et spirituelles, comme le gnosticisme, l'ésotérisme occidental et la magie cérémonielle, Métatron est fréquemment invoqué comme un être de lumière, un guide spirituel et un protecteur. La question de l'idolâtrie, dans ces contextes, est généralement abordée de manière plus flexible, l'accent étant mis sur l'intention du pratiquant et sa compréhension de la nature de Métatron. La question de l'idolâtrie dans la vénération de Métatron est complexe et dépend de la perspective de chaque tradition et de chaque individu. Le point crucial est l'intention derrière la pratique. Si l'invocation de Métatron est faite avec l'intention de l'adorer comme une divinité séparée, cela serait considéré comme de l'idolâtrie dans la plupart des traditions monothéistes. Cependant, si l'invocation est faite avec l'intention de se connecter à l'énergie divine que Métatron représente, de chercher son orientation et sa protection en tant que serviteur de Dieu, cela peut être considéré comme une forme légitime de dévotion.

La critique du culte de Métatron reflète non seulement une préoccupation théologique pour la préservation du monothéisme, mais aussi un débat plus large sur les limites de la spiritualité et de l'adoration. Tandis que certaines traditions voient Métatron comme un intermédiaire légitime au sein de l'ordre divin, d'autres mettent en garde contre le risque que sa vénération dépasse cette fonction et se transforme en un culte indépendant. L'équilibre entre respect et idolâtrie est un défi constant dans l'histoire des croyances religieuses, et la figure de Métatron devient un exemple emblématique de ce dilemme, montrant comment le besoin humain de médiation avec le divin peut, dans certains contextes, générer des interprétations controversées. Malgré les divergences, la présence de Métatron dans les traditions mystiques et ésotériques démontre la quête incessante de l'être humain pour la connexion avec le sacré. Même lorsque sa figure est la cible de critiques et de restrictions, elle continue de jouer un rôle important dans les pratiques spirituelles qui valorisent la médiation angélique et la recherche de la connaissance divine. La question essentielle, alors, n'est pas seulement de savoir si Métatron doit être vénéré, mais comment son image est comprise et utilisée au sein des différents courants religieux et philosophiques. La distinction entre reconnaissance et culte, entre guide et divinité, reste un point central dans la discussion sur sa position au sein de l'univers spirituel. De cette façon, le débat sur Métatron reflète un questionnement plus profond sur les chemins de la foi et la relation de l'homme avec le divin. Pour certains, il est un gardien de la sagesse céleste ; pour d'autres, sa vénération représente une déviation des principes monothéistes. Au final, l'interprétation de sa figure dépendra de la croyance individuelle et du contexte théologique dans lequel elle est insérée. L'important est que toute pratique spirituelle soit menée avec conscience et discernement, en gardant à l'esprit que, dans toute tradition monothéiste, l'adoration ultime appartient exclusivement au Créateur.

Chapitre 25
Le Voyage Spirituel Individuel

Le voyage spirituel représente un appel profond à l'éveil de la conscience et à la reconnexion avec l'essence divine. Depuis les origines de l'humanité, des individus de différentes traditions et cultures ont cherché à comprendre le but de l'existence et à établir un lien plus profond avec la Source Créatrice. Cette quête transcende les dogmes et croyances spécifiques, se manifestant comme une aspiration inhérente à l'âme pour la croissance, l'illumination et la plénitude. Au cœur de ce chemin se trouve le processus d'autotransformation, où les anciennes structures de l'ego sont dissoutes pour laisser place à l'expansion de la conscience. Chaque défi rencontré au long de ce voyage devient une opportunité d'apprentissage, permettant au chercheur de découvrir sa véritable identité au-delà des limitations imposées par le monde matériel. La spiritualité, par conséquent, ne concerne pas seulement un idéal abstrait, mais une expérience vivante et dynamique qui conduit à l'intégration entre l'être humain et le divin.

Au long de cette trajectoire, de nombreuses traditions spirituelles soulignent la présence d'êtres célestes comme guides et protecteurs de l'humanité, aidant à l'élévation de la conscience et au dépassement des obstacles internes. Parmi ces figures, Métatron se distingue comme l'un des intermédiaires les plus puissants et lumineux entre le ciel et la terre. Son énergie résonne avec ceux qui cherchent clarté, purification et alignement avec leur dessein divin. L'histoire de Métatron, qui transcende son existence terrestre en tant qu'Hénoch pour devenir l'un des archanges les plus élevés, symbolise la capacité humaine même d'ascensionner à des états supérieurs de conscience par la dédication, l'amour et le service à la lumière. Il ne représente pas seulement la possibilité de la transcendance, mais offre également un chemin accessible à ceux qui désirent emprunter le voyage de la connaissance de soi et de l'évolution spirituelle.

La connexion avec Métatron s'établit par l'intention pure et la pratique consciente. Son énergie peut être accédée par la méditation, la visualisation et la prière, permettant à sa lumière d'envelopper et de guider ceux qui cherchent sa présence. Son rôle de Scribe Céleste et de gardien des Registres Akashiques révèle son lien profond avec la connaissance universelle, faisant de lui un maître dans la révélation des vérités cachées et dans l'expansion de la sagesse intérieure. Ceux qui se tournent vers Métatron expérimentent fréquemment une intensification de leur intuition, une plus grande clarté dans leurs décisions et un éveil spirituel plus accéléré. Cependant, le voyage avec Métatron ne se limite pas à une relation de protection ou d'orientation passive. Il exige engagement, discipline et la disposition à affronter les ombres intérieures, les transmutant en lumière. Ainsi, la présence de Métatron dans le voyage spirituel éclaire non seulement le chemin, mais renforce également le voyageur, le conduisant à la réalisation de son véritable potentiel divin.

Le voyage spirituel, dans son essence, est un voyage de retour à notre vraie nature, à notre essence divine. C'est un processus de dépouillement des illusions de l'ego, des masques sociaux, des croyances limitantes et des schémas de comportement négatifs qui nous empêchent de manifester notre plein potentiel. C'est un chemin de purification, de guérison, d'apprentissage et de croissance. Métatron, en tant qu'exemple suprême de l'ascension spirituelle (Hénoch devenu ange), est un symbole de notre propre capacité à transcender les limitations de la condition humaine et à atteindre l'union avec le divin. Son histoire nous rappelle que la transformation est possible, que l'illumination est un objectif atteignable et que la lumière divine réside en chacun de nous. Comment pouvons-nous appliquer les enseignements et l'énergie de Métatron dans notre voyage spirituel individuel?

Connaissance de soi : Métatron, en tant que Scribe Céleste et gardien des Registres Akashiques, a accès à la connaissance profonde de chaque âme, y compris ses talents, ses défis, son but de vie et ses leçons karmiques. Invoquer Métatron peut aider au processus de connaissance de soi, révélant des aspects cachés de notre personnalité, des schémas de comportement inconscients et des blocages émotionnels qui doivent être travaillés. La méditation, la prière, l'écriture intuitive et la thérapie sont des outils qui peuvent être utilisés conjointement avec l'énergie de Métatron pour promouvoir la connaissance de soi. Purification : Le voyage spirituel exige la purification de l'âme, la libération des énergies négatives, des émotions refoulées, des traumatismes passés et des croyances limitantes. Métatron, avec sa lumière intense et son énergie transformatrice, peut aider dans ce processus de purification. Visualiser la lumière de Métatron enveloppant le corps, les chakras et l'aura, peut aider à dissoudre les blocages énergétiques et à promouvoir la guérison émotionnelle et spirituelle. Le pardon, la compassion et l'acceptation sont des pratiques importantes dans ce processus. Orientation : Métatron, en tant que Prince de la Face et connaisseur des chemins célestes, offre une orientation précise et sage à ceux qui cherchent son aide. Il peut inspirer des aperçus, des intuitions, des rêves et des synchronicités qui nous guident dans notre voyage, nous aidant à prendre des décisions alignées sur notre but de vie et sur le bien supérieur. La pratique de l'écoute intérieure, de l'attention pleine et de la connexion avec la nature sont des moyens de s'accorder à l'orientation de Métatron.

Protection : Le voyage spirituel n'est pas toujours facile. Nous pouvons faire face à des défis, des obstacles, des tentations et des influences négatives. Métatron, en tant que guerrier de la lumière et protecteur des chercheurs spirituels, offre sa protection contre les énergies négatives, les attaques psychiques et toute forme de mal. Invoquer sa présence, visualiser un bouclier de lumière autour du corps et utiliser des symboles de protection, comme le Cube de Métatron, peuvent renforcer notre aura et nous maintenir en sécurité sur notre chemin. Croissance Spirituelle : Métatron, en tant que maître et guide, aide au développement des vertus, telles que la patience, la compassion, l'humilité, la gratitude, la foi et l'amour inconditionnel. Il nous inspire à chercher la vérité, à cultiver la sagesse et à pratiquer le bien. La lecture de textes sacrés, la participation à des groupes d'étude, le service au prochain et la pratique de la méditation sont des moyens de cultiver les vertus et d'accélérer notre croissance spirituelle. Connexion avec le Divin : Le but final du voyage spirituel est l'union avec le divin, l'expérience de notre vraie nature en tant qu'êtres de lumière, d'amour et de sagesse. Métatron, en tant qu'intermédiaire entre le ciel et la terre, facilite cette connexion, nous aidant à élever notre conscience, à nous accorder à la Source Divine et à vivre l'unité avec tout ce qui existe. La pratique de la méditation, de la prière, de la contemplation de la nature et de l'abandon à la volonté divine sont des chemins pour atteindre cette union.

Le voyage spirituel avec Métatron est un voyage d'autodécouverte, de transformation et d'illumination. Ce n'est pas un chemin linéaire, avec des étapes prédéfinies, mais un processus unique et individuel, qui se déroule selon le rythme et les besoins de chaque âme. Métatron, en tant que guide et allié dans ce voyage, nous offre sa lumière, sa sagesse et sa protection, mais il ne fait pas le travail à notre place. Il appartient à chacun de nous d'assumer la responsabilité de notre propre évolution, de cultiver les vertus, de chercher la connaissance et de pratiquer le bien. Chaque pas fait dans ce voyage représente une rencontre plus profonde avec notre propre essence, une opportunité de nous aligner sur la vérité universelle qui habite notre être. Métatron nous rappelle que la spiritualité n'est pas une destination fixe, mais un mouvement continu d'éveil et de transformation. À chaque défi surmonté, nous élargissons notre conscience ; à chaque ombre éclairée, nous devenons plus intègres ; à chaque acte d'amour et de compassion, nous nous rapprochons de la Source Créatrice. Ainsi, la marche spirituelle devient une expression vivante de la lumière qui existe déjà en nous, attendant de se manifester pleinement.

Dans ce parcours, la présence de Métatron peut être ressentie comme un appel à la responsabilité personnelle et à l'authenticité. Il nous invite à regarder à l'intérieur, à reconnaître nos dons et à les utiliser avec sagesse. Plus qu'un maître distant, il est un reflet du potentiel d'élévation que chacun porte en soi. En nous connectant à son énergie, nous ne cherchons pas seulement une orientation, mais nous réaffirmons notre engagement envers notre propre évolution. Son enseignement nous rappelle que le divin n'est pas séparé de nous, mais plutôt entrelacé dans chaque choix conscient, dans chaque acte de courage, dans chaque instant d'abandon au flux supérieur de l'existence. Ainsi, le voyage spirituel avec Métatron est autant un chemin d'ascension qu'un ancrage de la lumière dans la matière. C'est un appel à vivre avec un but, avec clarté et avec amour. La transformation ne se produit pas seulement dans les moments de méditation et de contemplation, mais au quotidien, dans les relations, dans les choix les plus simples. À chaque pas, nous devenons non seulement des chercheurs, mais aussi des sources de lumière pour le monde, des expressions vivantes de la conscience divine qui, par notre marche, éclaire non seulement notre chemin, mais aussi celui de ceux qui nous entourent.

Chapitre 26
La Méditation avec Métatron

La connexion avec le divin par la méditation offre un chemin d'expansion de la conscience et d'alignement spirituel, permettant à l'esprit, au corps et à l'âme de s'harmoniser dans un état d'équilibre et de sérénité. En dirigeant cette pratique vers la syntonie avec Métatron, on accède à une source inépuisable de lumière, de sagesse et de protection, favorisant une profonde transformation intérieure. Métatron, fréquemment associé au gardien des registres célestes et au pont entre le divin et l'humain, aide ceux qui cherchent une plus grande clarté, guérison et évolution spirituelle. Son énergie vibrante et élevée renforce la connexion avec les plans supérieurs, facilitant la réception d'aperçus et d'orientations essentiels pour le voyage de l'âme. La méditation avec Métatron ne procure pas seulement une expérience transcendante, mais permet également la purification énergétique, l'alignement des chakras et le développement de la perception intuitive, rendant le pratiquant capable de mieux comprendre sa mission spirituelle et de se renforcer face aux défis de la vie.

En plongeant dans cette pratique méditative, la syntonie avec Métatron peut être intensifiée par des techniques qui amplifient la réceptivité à sa présence. La visualisation du Cube de Métatron, par exemple, aide à réorganiser les schémas énergétiques et à éliminer les blocages qui empêchent le flux naturel de la lumière divine. Cette forme géométrique sacrée porte la fréquence de la création et de l'équilibre universel, permettant un réalignement profond du champ vibratoire. De plus, l'activation de la Merkabah, une structure énergétique qui symbolise le véhicule d'ascension spirituelle, permet au pratiquant d'élever sa conscience vers des dimensions supérieures, élargissant sa compréhension de l'univers et renforçant sa connexion avec la source divine. La présence de Métatron peut être ressentie de diverses manières pendant la méditation – que ce soit par des visions subtiles, des sentiments de paix profonde, une chaleur réconfortante ou des messages symboliques qui émergent de l'intuition. Indépendamment de la forme sous laquelle elle se manifeste, cette expérience transforme la perception de la réalité et renforce la confiance dans le chemin spirituel.

Le voyage méditatif avec Métatron est une opportunité de transcender les limites de l'esprit et de l'ego, permettant à la sagesse divine de circuler librement et de révéler des aperçus précieux pour la vie quotidienne. En pratiquant cette connexion régulièrement, on renforce la capacité de discernement, on éveille la conscience à la vérité intérieure et on ouvre l'espace à des manifestations positives dans la réalité matérielle. L'énergie de Métatron aide à la réorganisation des schémas mentaux et émotionnels, favorisant une transformation intérieure qui se reflète dans l'équilibre des expériences externes. L'engagement envers cette pratique permet l'éveil de potentiels endormis, permettant au pratiquant de vivre de manière plus alignée avec son essence divine et son but d'âme. À chaque méditation, le contact avec Métatron s'approfondit, renforçant la foi, l'intuition et la connexion avec les royaumes célestes, devenant une source de lumière et d'inspiration continue pour le voyage spirituel.

Il existe diverses techniques et pratiques qui peuvent être utilisées dans la méditation avec Métatron. Il n'y a pas de formule unique ou de méthode "correcte"; le plus important est de trouver l'approche qui résonne avec vous, qui s'adapte à vos besoins et préférences individuelles. Préparation : Avant de commencer la méditation, il est important de créer un environnement propice, un espace sacré où vous vous sentez en sécurité, tranquille et connecté à votre spiritualité. Quelques suggestions : Choisissez un lieu : Trouvez un endroit calme, où vous ne serez pas interrompu. Cela peut être une pièce de votre maison, un jardin, un lieu dans la nature, ou tout autre espace qui vous inspire paix et sérénité. Nettoyage énergétique : Nettoyez l'environnement énergétiquement, en utilisant de l'encens (santal, myrrhe, oliban), des cristaux (quartz transparent, améthyste, sélénite), du gros sel, ou simplement en visualisant une lumière blanche purificatrice enveloppant l'espace. Posture : Asseyez-vous dans une position confortable, avec la colonne vertébrale droite, mais détendue. Vous pouvez vous asseoir sur une chaise, sur un banc de méditation, ou au sol, sur un coussin. Si vous préférez, vous pouvez vous allonger, mais évitez de dormir. Respiration : Commencez la méditation en vous concentrant sur votre respiration. Observez l'air entrant et sortant par vos narines, sans essayer de contrôler le rythme. La respiration consciente aide à calmer l'esprit et à détendre le corps, le préparant à la méditation. Intention : Définissez votre intention pour la méditation. Que cherchez-vous en vous connectant à Métatron? Guérison, orientation, protection, sagesse, paix intérieure? Soyez clair sur votre objectif, mais soyez ouvert à recevoir ce qui est nécessaire, même si c'est différent de ce que vous attendez.

Techniques de Méditation avec Métatron : Invocation : Commencez la méditation en invoquant la présence de Métatron. Vous pouvez utiliser une prière, un mantra, une affirmation, ou simplement visualiser son énergie vous enveloppant. Quelques suggestions : "Archange Métatron, je demande votre présence, votre orientation et votre protection pendant cette méditation. Que votre lumière m'illumine, que votre sagesse me guide et que votre amour m'enveloppe." "Métatron, Métatron, Métatron, je me connecte maintenant à votre énergie et à votre conscience." Visualisez un rayon de lumière dorée ou blanche descendant du ciel et vous enveloppant, vous connectant à l'énergie de Métatron. Visualisation : La visualisation est un outil puissant pour se connecter à Métatron. Quelques suggestions : Cube de Métatron : Visualisez le Cube de Métatron, dans sa forme tridimensionnelle, tournant lentement autour de vous ou sur votre corps. Sentez son énergie vibrer, nettoyant et équilibrant vos chakras et votre champ aurique. Merkabah : Visualisez la Merkabah, l'étoile tétraédrique, enveloppant votre corps. Sentez la Merkabah tourner, élevant votre vibration et vous connectant aux royaumes célestes. Métatron comme un Être de Lumière : Visualisez Métatron comme un être de lumière radieuse, avec des ailes majestueuses, des vêtements blancs ou dorés, et une aura d'amour et de sagesse. Sentez sa présence à vos côtés, vous offrant soutien et orientation. Voyage aux Royaumes Célestes : Visualisez-vous voyageant dans un char de lumière (Merkabah) avec Métatron, montant à travers les différents niveaux du ciel, rencontrant d'autres êtres angéliques et recevant des révélations divines.

Mantra : La répétition d'un mantra, qui peut être l'un des noms de Métatron ou une phrase spécifique, aide à focaliser l'esprit et à s'accorder à sa vibration. Quelques suggestions : "Métatron" (répété plusieurs fois, à voix haute ou mentalement) "YHVH Métatron" (combinant le nom ineffable de Dieu avec le nom de Métatron) "Je Suis la Lumière de Métatron" "Je Suis Un avec l'Énergie de Métatron" Créez votre propre mantra qui résonne avec votre intention personnelle. Questions et Réponses : Après l'invocation et la visualisation, vous pouvez poser des questions à Métatron, cherchant une orientation sur des questions spécifiques de votre vie. Restez en silence, réceptif aux réponses, qui peuvent venir sous forme de pensées, de sentiments, d'intuitions, d'images ou même de signes dans le monde extérieur. Silence : Après la pratique des techniques précédentes, réservez un temps pour rester en silence, ressentant simplement la présence de Métatron et permettant à son énergie de circuler à travers vous. C'est un moment d'intégration, de guérison et de connexion profonde. Cristaux : Tenez un cristal ayant une affinité avec Métatron, comme le Quartz transparent, la Sélénite ou l'Améthyste.

Finalisation : Lorsque vous vous sentez prêt à terminer la méditation, remerciez Métatron pour sa présence, son orientation et sa protection. Respirez profondément quelques fois, bougez lentement votre corps et ouvrez les yeux. Notez vos expériences, aperçus et intuitions dans un journal, pour référence future. Fréquence : La fréquence de la méditation avec Métatron dépend de vos besoins et de votre disponibilité. Vous pouvez méditer quotidiennement, hebdomadairement, ou chaque fois que vous ressentez le besoin de vous connecter à son énergie. L'important est de créer une pratique régulière, qui devienne une habitude dans votre vie. Observations : La méditation avec Métatron est une pratique sûre et bénéfique, mais il est important de respecter vos limites et de ne pas forcer l'expérience. Si vous vous sentez mal à l'aise ou dépassé, interrompez la méditation et reprenez-la à un autre moment. Les réponses ou les expériences ne sont pas toujours immédiates ou évidentes. Faites confiance au processus, soyez patient et persévérant, et soyez ouvert à recevoir l'orientation de Métatron de manières subtiles et inattendues. La méditation avec Métatron ne remplace pas le traitement médical ou psychologique. Si vous avez un problème de santé physique ou mentale, consultez un professionnel qualifié.

La pratique constante de la méditation avec Métatron renforce non seulement la connexion spirituelle, mais aussi la clarté intérieure et l'équilibre émotionnel. À mesure que la syntonie avec son énergie s'approfondit, il devient plus naturel de percevoir son orientation dans les petits signes de la vie quotidienne. Les aperçus reçus pendant la méditation commencent à se refléter dans les choix quotidiens, conduisant à une existence plus alignée sur la lumière divine. De cette façon, le voyage méditatif transcende le moment de la pratique et devient un état continu de conscience élargie, dans lequel la présence de Métatron peut être ressentie comme un phare orientant au milieu des incertitudes de la vie. Chaque expérience vécue dans ce voyage méditatif est unique et personnelle, façonnée par le besoin de chaque âme et par le degré d'ouverture du pratiquant. Certaines sessions peuvent être remplies de visions et de sensations intenses, tandis que d'autres se manifestent comme une simple sensation de paix et de réconfort. Le plus important n'est pas la manière dont Métatron se présente, mais la confiance dans le lien qui s'établit au fil du temps. Avec patience et abandon, les liens spirituels se renforcent, permettant un flux de plus en plus clair de messages, d'intuitions et de transformations internes. La méditation avec Métatron n'est pas seulement un moyen de chercher des réponses, mais aussi une opportunité de développer une relation profonde avec sa propre essence divine. En s'ouvrant à cette connexion, le pratiquant permet à sa lumière intérieure de briller avec plus d'intensité, influençant positivement son environnement et inspirant les autres à emprunter leur propre chemin d'éveil. Ainsi, plus qu'une pratique individuelle, ce voyage devient un lien entre le ciel et la terre, où chaque être, en élevant sa conscience, contribue à l'expansion de la lumière et de l'amour dans le monde.

Chapitre 27
Travailler avec l'Énergie de Métatron

L'énergie de Métatron se manifeste comme une force sublime et structurante, irradiant ordre, équilibre et ascension spirituelle. Sa vibration résonne avec les principes de la géométrie sacrée, établissant un lien entre les plans subtils et la réalité terrestre. En se connectant à cette énergie, un portail s'ouvre pour l'élévation de la conscience, favorisant une purification intense des champs physique, émotionnel, mental et spirituel. Cette interaction ne se produit pas par hasard ; elle répond à l'appel sincère de ceux qui cherchent à s'aligner sur la lumière divine, élargissant leur perception et s'éveillant à leur véritable essence. Le voyage avec Métatron n'est pas seulement un processus de réception passive de bénédictions, mais un chemin actif de connaissance de soi et de responsabilité, où l'individu apprend à harmoniser sa propre énergie avec la grande symphonie cosmique.

La syntonie avec Métatron implique un abandon profond à l'ordre universel, permettant à sa lumière d'agir comme un catalyseur de transformations internes. Son champ énergétique aide à la dissolution des schémas limitants, éliminant les blocages qui obscurcissent la clarté mentale et le but spirituel.

Beaucoup de ceux qui accèdent à cette fréquence rapportent une élévation vibratoire immédiate, se sentant plus connectés à leur mission d'âme et à la sagesse infinie qui imprègne l'univers. Le contact avec cette énergie peut se produire de diverses manières, que ce soit par la méditation, la prière, l'étude de la géométrie sacrée ou le travail avec des symboles et des cristaux qui amplifient sa présence. Indépendamment de la méthode, le facteur essentiel est l'intention pure et la disposition à accueillir cette force transformatrice, lui permettant d'imprégner chaque aspect de l'existence d'ordre et d'harmonie.

L'influence de Métatron va au-delà de l'expérience individuelle, s'irradiant vers l'environnement et ceux qui entrent en contact avec cette vibration. Son énergie peut être dirigée vers des processus de guérison, de protection et de renforcement spirituel, aidant à dissoudre les énergies denses et à restaurer le flux naturel de la lumière. Son cube sacré, l'un des symboles les plus puissants de la géométrie divine, agit comme une matrice organisatrice, alignant les forces de l'univers et favorisant la structuration de nouvelles réalités. Travailler avec cette énergie est une invitation à s'élever au-dessus des illusions de la matière et à voir la vie sous la perspective de l'âme, comprenant que chaque expérience, défi et apprentissage font partie d'un plan plus vaste d'évolution. De cette façon, en s'ouvrant à la présence de Métatron, le chercheur non seulement se transforme lui-même, mais devient un canal de cette lumière pour le monde, contribuant à l'expansion de la conscience collective et à la construction d'une réalité plus élevée et harmonieuse.

Il est important de souligner que "travailler avec l'énergie de Métatron" ne signifie pas le contrôler ou le manipuler. Métatron est un être de lumière, un serviteur de la volonté divine, et non un génie de la lampe qui réalise des désirs égoïstes. La connexion à son énergie est un acte de foi, d'abandon, de confiance et d'alignement sur le bien supérieur. Formes de Travailler avec l'Énergie de Métatron : Invocation Consciente : La forme la plus directe d'accéder à l'énergie de Métatron est par l'invocation consciente. Cela peut se faire par des prières, des affirmations, des mantras, des visualisations ou simplement en l'appelant par son nom avec respect et intention pure. L'important est d'établir une connexion claire et sincère, exprimant votre désir de recevoir son aide et son orientation. Exemples : "Archange Métatron, je demande votre présence et votre aide pour [spécifier votre besoin]. Que votre lumière m'enveloppe, que votre sagesse me guide et que votre amour me guérisse." "Au nom de la Divine Présence Je Suis, j'invoque l'énergie de Métatron pour [spécifier le but]." Répéter le nom "Métatron" comme un mantra, visualisant son énergie affluant vers vous. Méditation : La méditation est un outil puissant pour se connecter à l'énergie de Métatron, comme détaillé dans le chapitre précédent. Par la méditation, vous pouvez calmer l'esprit, ouvrir le cœur et devenir réceptif à sa présence et à son orientation. La visualisation du Cube de Métatron, de la Merkabah ou de Métatron comme un être de lumière sont des pratiques efficaces pour intensifier cette connexion.

Guérison Énergétique : L'énergie de Métatron peut être utilisée dans des pratiques de guérison énergétique, comme le Reiki, la Guérison Pranique, la Guérison Quantique, ou simplement par imposition des mains. En canalisant l'énergie de Métatron, le thérapeute ou le pratiquant peut la diriger vers des zones du corps physique, émotionnel, mental ou spirituel qui nécessitent guérison et équilibre. L'énergie de Métatron agit à la racine des déséquilibres, favorisant la restauration de l'ordre divin et du flux naturel de l'énergie vitale. Chakras : Métatron est fréquemment associé au chakra de la couronne (Sahasrara), le centre d'énergie situé au sommet de la tête, qui représente la connexion avec le divin. Travailler avec l'énergie de Métatron peut aider à ouvrir, nettoyer et équilibrer ce chakra, facilitant la réception d'aperçus spirituels, l'expansion de la conscience et l'union avec la Source Divine. On peut également travailler avec le Cube de Métatron visuellement sur chacun des sept chakras principaux, favorisant l'alignement énergétique. Aura : L'énergie de Métatron peut être utilisée pour nettoyer, renforcer et protéger l'aura, le champ énergétique qui entoure le corps physique. Visualiser l'aura étant remplie de la lumière dorée ou blanche de Métatron peut aider à éliminer les énergies négatives, à sceller les fissures auriques et à créer un bouclier de protection.

Cristaux : Les cristaux sont des outils puissants pour amplifier et diriger l'énergie. Certains cristaux sont particulièrement résonnants avec l'énergie de Métatron, comme le quartz transparent, l'améthyste, la sélénite, l'angélite et la moldavite. Utiliser ces cristaux en méditation, dans des rituels de guérison ou simplement les porter sur soi peut aider à intensifier la connexion avec Métatron. Géométrie Sacrée : Le Cube de Métatron, en tant que symbole de la géométrie sacrée, est un outil puissant pour travailler avec son énergie. Vous pouvez méditer sur le Cube de Métatron, le visualiser, le dessiner, l'utiliser comme une grille de cristaux, ou simplement l'avoir dans votre environnement pour créer un champ énergétique harmonieux et élevé. Service Altruiste : L'une des meilleures façons de se connecter à l'énergie de Métatron est par le service altruiste, la pratique de la compassion, de la bonté et de l'amour du prochain. Métatron est un être de lumière qui sert la volonté divine, et en nous consacrant au bien des autres, nous nous alignons sur son énergie et son but. Écriture Intuitive/Psychographie : Après l'invocation et une brève relaxation, il est possible de recevoir des messages, des orientations et des conseils par l'écriture. Tarot et Oracles : Certaines cartes et symboles spécifiques peuvent être utilisés comme portails pour la connexion.

Précautions : Intention Pure : Il est fondamental que l'intention derrière le travail avec l'énergie de Métatron soit pure, alignée sur le bien supérieur et sur la volonté divine. N'essayez pas d'utiliser son énergie à des fins égoïstes, manipulatrices ou nuisibles. Discernement : Tous les messages ou intuitions que vous recevez ne proviennent pas nécessairement de Métatron. Il est important de développer le discernement, la capacité de distinguer entre la véritable orientation spirituelle et les projections de l'ego ou les influences externes. Protection : Avant de commencer tout travail avec l'énergie de Métatron, invoquez la protection divine et visualisez un bouclier de lumière autour de vous. Cela aidera à éviter les énergies négatives ou les interférences indésirables. Respect : Traitez Métatron et son énergie avec respect et révérence. Il est un être de lumière puissant, mais il n'est pas à votre disposition pour réaliser des caprices.

En intégrant l'énergie de Métatron dans sa vie, le chercheur s'aligne sur une fréquence d'ordre, de clarté et d'expansion spirituelle. Ce travail ne se limite pas à des moments spécifiques de méditation ou d'invocation, mais se manifeste dans la manière dont nous conduisons nos pensées, émotions et actions au quotidien. Plus nous nous ouvrons à cette connexion, plus nous sommes capables de percevoir les murmures subtils de la sagesse divine, nous guidant vers un chemin d'évolution et d'autodécouverte. Ainsi, Métatron aide non seulement à l'organisation de l'énergie intérieure, mais enseigne également que la véritable transformation se produit lorsque nous appliquons cette lumière au monde qui nous entoure.

Ceux qui empruntent ce chemin réalisent bientôt que l'énergie de Métatron n'agit pas seulement de manière transcendante, mais aussi pratique. Il nous invite à apporter le sacré dans le quotidien, structurant nos pensées, nos choix et nos relations sous l'optique de la conscience élevée. Son cube, symbole d'équilibre et de création, reflète ce besoin d'harmonie entre le divin et le matériel, nous rappelant que chaque acte aligné sur la vérité et la lumière résonne dans le tissu de la réalité. De cette façon, travailler avec Métatron est plus qu'une expérience mystique; c'est un engagement envers la construction d'une vie basée sur l'ordre divin. En devenant des canaux de cette énergie, nous contribuons à quelque chose de plus grand que nous-mêmes. La transformation intérieure que Métatron procure ne se limite pas à l'individu, mais s'étend comme une vague de lumière qui touche tout autour. Lorsque nous cherchons cette connexion avec humilité et intention sincère, nous permettons à sa présence de nous guider, de nous renforcer et de nous inspirer. Ainsi, son énergie non seulement nous élève, mais nous habilite également à être des instruments de cette lumière dans le monde, collaborant à l'élévation de la conscience collective et à la manifestation d'une nouvelle réalité, plus harmonieuse et alignée sur le dessein divin.

Chapitre 28
Métatron et les Cristaux

L'énergie des cristaux, avec leur résonance unique et leur structure cristalline ordonnée, interagit profondément avec les fréquences subtiles de l'univers, devenant des véhicules naturels pour canaliser les forces spirituelles et cosmiques. Depuis les temps anciens, les civilisations reconnaissent dans les cristaux un lien entre le monde physique et le spirituel, les utilisant pour des rituels de guérison, de protection et d'expansion de la conscience. Lorsqu'ils sont combinés avec la puissante énergie de Métatron, archange de la géométrie sacrée et gardien des dimensions supérieures, ces cristaux deviennent encore plus puissants, servant de clés vibratoires qui facilitent la syntonie avec des plans élevés de sagesse et d'illumination. La connexion avec Métatron à travers les cristaux ne se limite pas au choix de certaines pierres, mais implique principalement l'intention et l'ouverture spirituelle de celui qui les utilise. Chaque cristal porte en son essence une signature énergétique spécifique, et lorsqu'ils sont programmés avec but et dévotion, ils créent un champ vibratoire qui favorise la communication avec cet archange, offrant une expérience transformatrice et profonde.

L'action de Métatron dans l'organisation et la structuration de l'énergie cosmique se reflète dans le motif géométrique de nombreux cristaux, dont les formations atomiques résonnent avec les principes universels d'harmonie et d'équilibre. Le Cube de Métatron, symbole associé à cet archange, exprime l'interconnexion entre les éléments de la création et trouve des correspondances naturelles dans la composition des cristaux, en particulier ceux qui possèdent des motifs géométriques réguliers et une conductivité énergétique élevée. De plus, la lumière pure de Métatron, que beaucoup décrivent comme un spectre brillant et multicolore, trouve une affinité dans les cristaux de haute transparence et iridescence, comme le quartz transparent et le diamant Herkimer, qui fonctionnent comme des lentilles spirituelles, amplifiant la perception et la clarté mentale. Les cristaux de teintes violettes, comme l'améthyste, vibrent à la fréquence de la transmutation et sont alignés sur l'énergie de cet archange, aidant à la purification du champ aurique et à l'activation des capacités psychiques supérieures. De cette façon, chaque pierre choisie pour la connexion avec Métatron doit refléter non seulement ses propriétés énergétiques, mais aussi la syntonie personnelle de celui qui l'utilise, car la véritable force des cristaux réside dans l'interaction consciente entre leur vibration naturelle et l'intention du pratiquant.

En intégrant les cristaux à la pratique spirituelle axée sur Métatron, il devient essentiel de comprendre que l'énergie cristalline agit comme un amplificateur d'intentions, potentialisant les états méditatifs, les processus de guérison et la réception de messages du plan supérieur. Des méthodes telles que la méditation avec des cristaux, la construction de grilles énergétiques basées sur le Cube de Métatron et l'utilisation d'élixirs vibratoires sont des moyens efficaces de s'harmoniser avec cette énergie. Pendant la méditation, tenir un cristal dans les mains ou le positionner sur des points énergétiques du corps favorise la syntonie avec les vibrations subtiles de l'archange, permettant une expérience de connexion plus intense et révélatrice. Quant aux grilles de cristaux, lorsqu'elles sont disposées selon des motifs géométriques spécifiques, elles créent des champs de force qui stabilisent et dirigent l'énergie de Métatron vers des buts spécifiques, tels que la protection, l'expansion de la conscience et l'élévation spirituelle. De plus, la présence de cristaux dans les environnements quotidiens renforce l'influence bénéfique de cet archange, aidant à maintenir la clarté mentale, la sérénité et la protection énergétique tout au long de la journée. Quelle que soit l'approche choisie, la connexion avec Métatron par le biais des cristaux est un chemin de profonde transformation, où lumière, géométrie sacrée et intention consciente convergent pour faciliter l'accès aux dimensions supérieures de l'être.

Il n'existe pas de liste définitive de cristaux "officiels" de Métatron, car la connexion avec un cristal est, en grande partie, une question de résonance personnelle et d'intuition. Cependant, certains cristaux sont fréquemment associés à Métatron en raison de leurs propriétés énergétiques, couleurs ou formes, qui s'alignent avec les attributs et fonctions de cet archange. Cristaux Associés à Métatron : Quartz Transparent : Le quartz transparent est un cristal maître, connu pour sa capacité à amplifier l'énergie, la clarté mentale, l'intention et la connexion spirituelle. C'est un cristal polyvalent, qui peut être utilisé à n'importe quelle fin, et est particulièrement utile pour amplifier l'énergie d'autres cristaux. Sa transparence et sa pureté résonnent avec la lumière de Métatron, facilitant la communication et la réception d'aperçus. Améthyste : L'améthyste est un cristal de couleur violette, associé à la transmutation, à la spiritualité, à l'intuition et à la protection. C'est un cristal apaisant, qui aide à soulager le stress, l'anxiété et l'insomnie. Sa couleur violette résonne avec le rayon violet de la transformation et avec l'énergie de Métatron en tant que gardien de la flamme violette. L'améthyste aide à ouvrir le troisième œil, facilitant la connexion avec la sagesse divine. Sélénite : La sélénite est un cristal blanc, translucide, avec une énergie douce et purifiante. Elle est associée au nettoyage énergétique, à la connexion avec les royaumes angéliques et à la clarté mentale. Sa vibration élevée aide à dissoudre les blocages énergétiques, à éliminer les énergies négatives et à faciliter la communication avec les guides spirituels, y compris Métatron.

Angélite : L'angélite, comme son nom l'indique, est un cristal associé à la communication avec les anges. C'est une pierre bleu clair, avec une énergie douce et apaisante, qui favorise la paix intérieure, la sérénité et la connexion avec le royaume angélique. L'angélite facilite la communication télépathique, l'intuition et la réception de messages des anges. Moldavite : La moldavite est une tectite, un verre naturel formé par l'impact d'une météorite avec la Terre. C'est une pierre vert foncé, translucide, avec une énergie intense et transformatrice. La moldavite est associée à l'accélération de la croissance spirituelle, à l'activation de l'ADN spirituel et à la connexion avec les énergies cosmiques. Son énergie peut être écrasante pour certaines personnes, il est donc recommandé de l'utiliser avec prudence et modération. Diamant Herkimer : Le Diamant Herkimer est un type de quartz biterminé (avec deux pointes), trouvé dans la région de Herkimer, New York. C'est un cristal de haute vibration, connu pour sa capacité à amplifier l'énergie, la clarté mentale et la connexion spirituelle. Il aide à s'accorder à la fréquence de Métatron et à recevoir des aperçus et des orientations. Fluorite : La Fluorite possède diverses couleurs, et dans le spectre, la jaune et la transparente sont considérées comme les plus propices à la connexion.

Comment Utiliser les Cristaux avec l'Énergie de Métatron : Méditation : Tenez un cristal associé à Métatron dans vos mains pendant la méditation, ou placez-le sur votre chakra de la couronne (au sommet de la tête) ou du troisième œil (entre les sourcils). Visualisez l'énergie du cristal fusionnant avec l'énergie de Métatron, vous enveloppant dans un champ de lumière et de protection. Élixir de Cristaux (Indirect) : Important : Tous les cristaux ne sont pas sûrs pour faire un élixir par ingestion directe. Faites des recherches avant. Préparez un élixir de cristaux (méthode indirecte, où le cristal n'entre pas en contact direct avec l'eau), en utilisant un ou plusieurs cristaux associés à Métatron. Buvez l'élixir tout au long de la journée pour vous accorder à son énergie. Grids de Cristaux : Créez une grille de cristaux, en utilisant le Cube de Métatron comme base et en plaçant les cristaux associés à lui aux points clés du dessin. La grille de cristaux crée un champ énergétique puissant, qui amplifie l'intention et facilite la connexion avec Métatron. Bijoux et Amulettes : Portez des bijoux ou des amulettes faits avec des cristaux associés à Métatron, comme un pendentif, une bague, un bracelet ou un porte-clés. Porter les cristaux sur soi tout au long de la journée aide à maintenir la connexion avec son énergie et à recevoir sa protection et son orientation. Environnement : Placez des cristaux associés à Métatron dans votre environnement, comme dans votre maison, votre lieu de travail ou sur votre autel. Les cristaux aident à purifier l'énergie de l'environnement, à créer une atmosphère de paix et d'harmonie, et à faciliter la communication avec le royaume angélique.

Intention : Lors de l'utilisation des cristaux avec l'énergie de Métatron, il est fondamental de définir votre intention. Que cherchez-vous en vous connectant à lui ? Guérison, protection, orientation, sagesse, transformation ? Soyez clair sur votre objectif et visualisez l'énergie du cristal et de Métatron travaillant ensemble pour manifester votre intention. Le voyage de connexion avec Métatron par le biais des cristaux ne se résume pas au choix ou à la disposition des pierres, mais plutôt à la fusion entre intention et syntonie personnelle. L'énergie cristalline agit comme un miroir vibratoire, reflétant et amplifiant ce que l'on aspire à manifester sur le plan spirituel. De cette façon, en utilisant ces outils, il est essentiel de cultiver un état de présence et de dévotion, permettant à la lumière de Métatron d'imprégner non seulement les espaces physiques, mais aussi les recoins les plus profonds de l'âme. Le véritable pouvoir des cristaux ne réside pas seulement dans leur structure ou leurs propriétés énergétiques, mais dans la conscience de celui qui les utilise et dans l'ouverture à recevoir l'orientation et la transformation qu'ils peuvent offrir. Ainsi, chaque interaction avec un cristal doit être considérée comme un moment sacré, où l'énergie subtile de l'univers s'entrelace avec l'expérience humaine. La méditation, l'activation de grilles énergétiques et l'utilisation des cristaux au quotidien ne sont que différentes façons d'accéder à cette connexion, mais toutes partent du même principe : la fusion entre matière et esprit, entre intention et vibration. Métatron, en tant que gardien de la géométrie sacrée, nous enseigne que l'harmonie du cosmos se reflète dans chaque motif cristallin et que, en accordant notre propre énergie à ces structures, nous nous approchons d'un état de plus grande clarté et d'alignement avec le divin. En empruntant ce chemin, il est important de se rappeler que la connexion avec Métatron et les cristaux n'est pas quelque chose de rigide ou limité à des règles fixes. L'intuition sera toujours le meilleur guide pour reconnaître quels cristaux résonnent le plus profondément avec chaque individu et quelles méthodes d'utilisation apportent les meilleurs résultats. Plus que des outils externes, les cristaux sont des portails vers l'éveil intérieur, des facilitateurs d'un voyage qui conduit à la connaissance de soi, à l'expansion de la conscience et à une compréhension plus large des mystères de l'univers.

Chapitre 29
Signes de la Présence de Métatron

La présence de Métatron se manifeste de manières subtiles et profondes, se révélant à ceux qui sont attentifs aux signes et ouverts à son orientation. Son énergie résonne selon des schémas spécifiques au quotidien, créant des liens entre des événements apparemment déconnectés et éveillant la conscience à l'existence d'une intelligence supérieure qui guide et protège. Cette communication ne se produit pas nécessairement par des apparitions extraordinaires ou des messages audibles, mais se déroule dans des détails presque imperceptibles qui, une fois reconnus, transforment la perception de la réalité et renforcent la connexion spirituelle. Des motifs numériques récurrents aux aperçus inattendus, chaque signe porte un but et un message destinés à aligner l'individu sur son cheminement spirituel. L'éveil à cette présence requiert sensibilité, discernement et une disposition à comprendre le langage symbolique de l'univers.

La synchronicité est l'un des moyens les plus puissants par lesquels Métatron se fait présent, agissant comme un lien entre le visible et l'invisible. Les événements qui semblent de simples coïncidences commencent à acquérir une signification profonde, suggérant un alignement entre le plan terrestre et le divin. La répétition de nombres spécifiques, comme 11:11 ou 444, la sensation d'être guidé vers un livre ou une chanson contenant un message pertinent, ou même des rencontres inattendues qui apportent des réponses longtemps cherchées, sont des indices clairs de cette communication. Chacun de ces éléments agit comme un appel à l'expansion de la conscience et à la reconnaissance de la présence de Métatron, encourageant l'écoute intérieure et le développement de l'intuition. L'univers, lorsqu'il est observé sous cet angle, se révèle comme un champ de messages cachés, attendant simplement que la perception humaine s'ouvre pour les déchiffrer.

L'intuition joue un rôle central dans la réception de ces messages, étant le pont entre l'esprit rationnel et la sagesse spirituelle. Lorsque Métatron s'approche, l'intuition s'intensifie, offrant des moments de clarté et de compréhension spontanée. Des pensées surgissent soudainement, offrant des solutions à des dilemmes internes ; les pressentiments deviennent plus précis, alertant sur des dangers ou des opportunités ; et des émotions comme la paix et la confiance émergent sans explication logique, signalant une connexion directe avec son énergie. L'amplification de cette sensibilité peut être cultivée par la pratique de l'attention pleine, l'enregistrement des expériences intuitives et la confiance en sa propre perception. En renforçant ce lien, la communication avec Métatron devient plus fluide, permettant à son orientation d'être reconnue et intégrée au quotidien avec plus de facilité.

La synchronicité est un terme inventé par le psychologue Carl Jung pour décrire l'occurrence simultanée d'événements qui n'ont pas de relation causale apparente, mais qui sont connectés par une signification profonde. Ce sont des "coïncidences significatives", qui semblent orchestrées par une intelligence supérieure, dans le but de nous transmettre un message, de nous guider dans une direction ou de nous confirmer que nous sommes sur le bon chemin. Lorsque Métatron est présent, les synchronicités peuvent se manifester de diverses manières : Nombres Répétés : Voir de manière répétée des séquences numériques comme 11:11, 12:12, 333, 444, ou le nombre 7 (associé à Métatron), sur des horloges, des plaques d'immatriculation, des reçus, etc., peut être un signe de sa présence. Chaque séquence numérique a une signification spécifique, et rechercher la numérologie angélique peut aider à interpréter le message. Plumes Blanches : Trouver des plumes blanches dans des endroits inattendus, surtout dans des moments de doute ou de difficulté, est souvent interprété comme un signe que les anges, et Métatron en particulier, sont proches, offrant protection et soutien. Musiques : Entendre de manière répétée une chanson qui a une signification spéciale pour vous, ou qui contient un message pertinent pour votre situation actuelle, peut être une façon pour Métatron de communiquer. Prêtez attention aux paroles de la chanson et à ce qu'elle évoque en vous. Livres et Articles : Tomber sur un livre, un article ou un texte qui répond à une question que vous vous posiez, ou qui offre une nouvelle perspective sur un défi auquel vous êtes confronté, peut être un signe d'orientation de Métatron. Personnes et Rencontres : Rencontrer des personnes qui offrent aide, conseils ou opportunités inattendues, ou retrouver quelqu'un du passé à un moment significatif, peut être une synchronicité orchestrée par Métatron pour favoriser votre croissance et votre bien-être. Rêves : Métatron peut communiquer à travers les rêves, envoyant des messages symboliques, des aperçus ou des visions. Gardez un journal de rêves à côté de votre lit et notez vos expériences oniriques au réveil. L'interprétation des rêves est un art, mais avec la pratique et l'intuition, vous pouvez apprendre à déchiffrer les messages de Métatron. Odeurs et sensations : La perception d'arômes (comme l'encens ou les fleurs, sans cause apparente) ou la sensation physique de frissons, de chaleur ou de pression dans la région de la tête (chakra coronal).

Intuitions : L'intuition est notre voix intérieure, notre sagesse innée, qui nous guide et nous oriente dans notre voyage. Métatron, en tant qu'être de lumière et de sagesse, peut amplifier notre intuition, la rendant plus claire, plus forte et plus précise. Sentiments : Prêtez attention à vos sentiments et à vos émotions. Un sentiment soudain de paix, de joie, de confiance ou de certitude, sans raison apparente, peut être un signe de la présence de Métatron. De même, un sentiment d'inconfort, de peur ou d'appréhension peut être un avertissement pour éviter une situation ou une personne donnée. Pensées : Observez vos pensées. Une pensée soudaine, une idée brillante, une solution créative à un problème, peut être une inspiration de Métatron.

Aperçus : Les aperçus sont des moments de clarté mentale, où nous comprenons soudainement quelque chose qui était auparavant confus ou obscur. Ces aperçus peuvent être des révélations sur nous-mêmes, sur les autres, sur le monde ou sur notre but de vie. Métatron, en tant que gardien de la connaissance, peut faciliter ces aperçus. Pressentiments : Un pressentiment est une sensation forte et inexplicable que quelque chose va se passer, que ce soit bon ou mauvais. Faites confiance à vos pressentiments, car ils peuvent être des messages de Métatron vous alertant sur des dangers ou des opportunités. Sensations Physiques : Certaines personnes rapportent ressentir la présence de Métatron par des sensations physiques, comme des frissons, des picotements, de la chaleur, une pression sur la tête (en particulier au niveau du chakra de la couronne) ou une sensation d'expansion dans la poitrine.

Pour développer la perception des Signes : Pratiquez l'Attention Pleine : L'attention pleine (mindfulness) est la pratique de prêter attention au moment présent, sans jugement. En étant plus présents dans nos vies, nous devenons plus conscients des signes subtils qui nous entourent. Cultivez l'Intuition : L'intuition est une compétence qui peut être développée. Pratiquez l'écoute intérieure, faites confiance à vos sentiments et pressentiments, et observez les résultats. Tenez un Journal : Notez les synchronicités, intuitions, rêves et aperçus que vous expérimentez. En enregistrant ces expériences, vous devenez plus conscient des schémas et des messages que Métatron vous envoie. Demandez de l'Aide : Si vous avez des difficultés à reconnaître ou à interpréter les signes, demandez de l'aide à Métatron. Priez, méditez, visualisez-le et demandez-lui de vous envoyer des signes clairs et compréhensibles. Faites Confiance : Ayez confiance que Métatron est présent dans votre vie, vous guidant et vous protégeant. La foi est fondamentale pour ouvrir les canaux de communication avec le royaume angélique.

Reconnaître les signes de la présence de Métatron est une invitation à voir au-delà de l'évidence et à comprendre la vie comme un flux de messages et d'orientations subtiles. Chaque synchronicité, chaque intuition et chaque sensation inattendue sont comme les pièces d'une grande mosaïque, composant un chemin d'apprentissage et d'expansion spirituelle. L'esprit analytique peut douter, chercher des explications logiques ou ignorer ces indices, mais l'âme les reconnaît instantanément, car son langage est celui de la vérité intuitive. Lorsque nous nous permettons de faire confiance à ces signes, nous ouvrons l'espace à une relation plus profonde avec le divin et à une connexion plus claire avec Métatron. Cette communication, cependant, ne doit pas être envisagée comme une quête anxieuse de réponses, mais comme un exercice d'abandon et de perception. Les signes n'apparaissent pas toujours comme nous l'attendons, et souvent nous ne parvenons à les comprendre pleinement qu'en regardant en arrière, en percevant comment les événements se sont emboîtés avec précision. Développer cette sensibilité exige patience, pratique et, surtout, la disposition à calmer l'esprit pour écouter le langage subtil de l'univers. En renforçant cette connexion, non seulement nous devenons plus réceptifs à l'orientation de Métatron, mais nous apprenons également à faire confiance à notre propre intuition et sagesse intérieure. Au final, la présence de Métatron n'est pas limitée aux nombres répétés, aux rêves ou aux rencontres significatives. Elle se manifeste dans la clarté d'une décision prise avec le cœur, dans la paix qui surgit au milieu du chaos, dans l'impulsion inexplicable de suivre un chemin inattendu. Chaque personne vit cette connexion de manière unique, car Métatron agit comme un guide qui respecte le rythme de chaque voyage. L'essentiel n'est pas de déchiffrer chaque détail, mais de marcher avec confiance, sachant qu'en gardant l'esprit et le cœur ouverts, nous trouverons toujours les signes qui nous conduisent à notre but supérieur.

Chapitre 30
Vivre sous la Protection de Métatron

La présence de Métatron peut être vécue comme une force constante qui imprègne chaque aspect de la vie quotidienne, offrant orientation, protection et inspiration spirituelle. Cette connexion ne se limite pas à des moments spécifiques de dévotion, mais peut être intégrée de manière naturelle dans chaque pensée, parole et action. L'énergie de Métatron se manifeste dans la clarté mentale, le renforcement de l'intuition et l'élévation de l'esprit, procurant un sentiment de but aligné sur les principes divins. Ainsi, vivre sous sa protection ne signifie pas s'éloigner du monde matériel ou adopter une posture d'isolement, mais plutôt marcher avec conscience et discernement, transformant chaque expérience en une opportunité de croissance spirituelle. La clé de cette intégration réside dans la disposition à reconnaître les signes subtils qui indiquent sa présence et dans l'ouverture à recevoir son influence aimante et transformatrice.

Chaque choix quotidien peut être un reflet de cette syntonie spirituelle. Des actes simples, comme exprimer sa gratitude pour ce que l'on a, chercher la vérité en toutes circonstances et traiter les autres avec compassion et respect, sont des moyens de renforcer cette connexion. Métatron inspire la pratique de l'attention pleine, aidant à maintenir la concentration sur le présent et à agir avec intention. Des pensées élevées, des paroles gentilles et des actions altruistes créent un champ énergétique propice pour que sa protection et son orientation deviennent encore plus perceptibles. De plus, la culture de la foi et de l'humilité ouvre la voie à une relation plus profonde avec cette puissante présence céleste. La spiritualité, par conséquent, ne se limite pas à des moments isolés de prière ou de méditation, mais se manifeste dans la manière dont chaque individu conduit sa vie, affrontant les défis avec courage et confiance dans l'assistance divine. En adoptant cette approche, l'existence devient un témoignage vivant de la lumière et de l'amour de Métatron.

La synchronicité devient plus évidente, renforçant la certitude qu'il existe un but supérieur guidant chaque pas. Les moments de doute ou de difficulté peuvent être surmontés avec une plus grande sérénité, car la conviction en la présence protectrice de Métatron apporte réconfort et résilience. Ainsi, vivre sous sa protection signifie accepter une invitation à transformer son propre voyage en une expression continue de spiritualité, où chaque instant est une opportunité de grandir, de servir et d'illuminer le monde autour de soi.

Les principes pour un Style de Vie Spirituel sous la Protection de Métatron sont : Conscience : Le premier pas pour vivre sous la protection de Métatron est de développer la conscience de sa présence. Cela signifie être attentif aux signes, synchronicités et intuitions qu'il envoie, comme discuté dans le chapitre précédent. Cela signifie également être conscient de ses propres pensées, paroles, émotions et actions, reconnaissant que chacun d'eux a un impact sur sa vie et sur le monde environnant. La pratique de l'attention pleine (mindfulness) est fondamentale pour développer cette conscience. Intention : L'intention est le moteur de la manifestation. En définissant des intentions claires et positives, alignées sur votre but de vie et sur le bien supérieur, vous attirez l'énergie de Métatron pour vous aider à réaliser ces intentions. Commencez la journée en définissant vos intentions, visualisez-les se concrétisant et ayez confiance que Métatron travaille en votre faveur. Gratitude : La gratitude est l'une des vibrations les plus élevées que nous puissions émettre. En exprimant votre gratitude pour toutes les bénédictions de votre vie, grandes et petites, vous ouvrez votre cœur pour en recevoir encore plus. Remerciez Métatron pour sa présence, son orientation et sa protection. La gratitude crée un champ énergétique positif autour de vous, attirant plus de bonnes choses dans votre vie.

Compassion : La compassion est la capacité de se mettre à la place de l'autre, de ressentir sa douleur et de désirer son bien-être. Métatron, en tant qu'être de lumière et d'amour, irradie la compassion vers toute l'humanité. En pratiquant la compassion dans vos relations, vous vous alignez sur l'énergie de Métatron et contribuez à la création d'un monde plus aimant et harmonieux. Service : Le service altruiste, le dévouement au bien des autres, est l'une des formes les plus élevées d'exprimer notre spiritualité. Métatron est un exemple de service à la volonté divine. En trouvant des moyens de servir votre prochain, que ce soit par un travail bénévole, un don, une parole de soutien ou un geste de gentillesse, vous devenez un canal de l'énergie de Métatron et contribuez à l'élévation de la conscience collective. Pardon : Le pardon est essentiel à la guérison émotionnelle et spirituelle. Garder rancune, amertume ou ressentiment crée des blocages énergétiques qui empêchent le flux de l'énergie vitale et la connexion avec le divin. Métatron peut aider dans le processus de pardon, aidant à libérer les émotions négatives et à cultiver la compréhension et la compassion envers soi-même et les autres. Intégrité : L'intégrité est la qualité d'être honnête, vrai et cohérent avec ses valeurs et principes. Vivre avec intégrité signifie agir selon sa conscience, même lorsque personne ne regarde. Métatron, en tant que gardien de la vérité, valorise l'intégrité et soutient ceux qui cherchent à vivre de manière authentique et éthique. Humilité : L'humilité est la capacité de reconnaître ses limitations, d'apprendre de ses erreurs et de se mettre au service du divin. Métatron, malgré son pouvoir et son autorité, est un exemple d'humilité, servant Dieu avec dévotion et amour. L'humilité nous ouvre à la grâce divine et nous permet de recevoir l'orientation et la protection de Métatron. Foi : La foi est la croyance inébranlable dans le pouvoir du divin, dans la bonté de l'univers et dans notre propre capacité à surmonter les défis et à manifester notre potentiel. La foi est fondamentale pour la connexion avec Métatron et pour la réalisation de nos objectifs spirituels. Ayez confiance que Métatron est à vos côtés, vous guidant et vous protégeant, même lorsque vous ne pouvez pas voir ou sentir sa présence.

Prière et Méditation : La prière et la méditation sont des pratiques essentielles pour maintenir la connexion avec Métatron et avec la Source Divine. Réservez un temps quotidien pour vous connecter à votre spiritualité, pour calmer l'esprit, pour écouter votre intuition et pour recevoir l'orientation et la guérison de Métatron. Incorporer Métatron au Quotidien : Au réveil : Commencez la journée par une prière de gratitude et l'invocation de la présence de Métatron. Demandez sa protection, son orientation et son inspiration pour la journée qui commence. Avant les repas : Remerciez pour la nourriture et visualisez l'énergie de Métatron bénissant votre repas, nourrissant votre corps et votre âme. Au travail/études : Demandez à Métatron clarté mentale, concentration, créativité et sagesse pour accomplir vos tâches avec excellence et but. Dans les relations : Cherchez l'orientation de Métatron pour construire des relations saines, harmonieuses et basées sur l'amour, le respect et la compréhension mutuelle. Avant de dormir : Faites une révision de votre journée, remerciant pour les bénédictions reçues et demandant pardon pour les erreurs commises. Confiez vos préoccupations à Métatron et demandez sa protection pendant le sommeil. Dans les moments de décision : Demandez à Métatron d'éclairer votre esprit pour une prise de décision affirmée et connectée à votre but.

En intégrant ces principes au quotidien, le voyage spirituel devient un reflet de la lumière de Métatron, irradiant harmonie et équilibre dans tous les domaines de la vie. Chaque attitude consciente, guidée par la foi et l'intention, renforce cette connexion sacrée, permettant à sa protection de se manifester de manière encore plus évidente. Ainsi, vivre sous son influence n'est pas seulement recevoir du soutien, mais aussi devenir un canal de cette énergie transformatrice, répandant amour, compassion et sagesse partout où l'on passe. Cette expérience spirituelle n'exige pas la perfection, mais un cœur ouvert pour apprendre, évoluer et agir avec authenticité. Même face aux défis, la présence de Métatron procure clarté et sérénité, rappelant que chaque expérience apporte une leçon précieuse. La pratique du pardon, de la gratitude et du service au prochain devient non seulement un exercice quotidien, mais une expression sincère de celui qui choisit de marcher sous cette orientation divine, devenant un reflet de la lumière qu'il désire voir dans le monde. À la fin de chaque journée, en regardant en arrière, il est possible de percevoir comment de petits choix façonnent une existence alignée sur la spiritualité. Vivre sous la protection de Métatron est un engagement continu envers sa propre évolution, un acte d'abandon et de confiance dans le flux divin de la vie. Avec le cœur ouvert et l'esprit éveillé, cette marche devient non seulement un chemin de quête, mais un témoignage vivant de la présence céleste qui guide et éclaire chaque pas.

Chapitre 31
L'Héritage Éternel du Scribe Céleste

La trajectoire de Métatron se distingue comme un témoignage vivant de la connexion entre l'humain et le divin, un héritage qui traverse les âges et les cultures, inspirant ceux qui cherchent à comprendre les mystères de l'existence. Sa figure n'est pas seulement un symbole de l'ascension spirituelle, mais aussi un guide pour le voyage intérieur de transformation et d'illumination. À partir de son origine en tant qu'Hénoch, élevé à la condition céleste, Métatron devient la manifestation de la potentialité humaine à transcender les limitations du monde matériel et à atteindre la communion avec le divin. Son rôle de scribe céleste lui confère la mission d'enregistrer non seulement les événements du cosmos, mais aussi les actes et les apprentissages de l'humanité, servant de gardien de la connaissance universelle. Sa présence se fait sentir à l'intersection des mondes visible et invisible, offrant sagesse, protection et orientation à ceux qui cherchent à comprendre leur propre nature et leur but.

L'influence de Métatron s'étend au-delà des écritures et des mythologies, pénétrant les domaines de la philosophie, de la spiritualité et des sciences occultes. En tant que détenteur des Registres Akashiques, il représente le pont entre le temps et l'éternité, entre le connu et l'inconnu. Son nom résonne dans différentes traditions mystiques, renforçant l'idée que la connaissance divine est accessible à tous ceux qui se consacrent à la chercher avec pureté de cœur et esprit ouvert. La symbologie qui lui est associée, comme le Cube de Métatron, démontre l'ordre divin présent dans la structure de l'univers et renforce l'importance de l'harmonie entre les plans matériel et spirituel. Son rôle de médiateur entre le ciel et la terre souligne la croyance que la communication avec le divin n'est pas limitée à quelques élus, mais est une possibilité ouverte à tous ceux qui sont prêts à emprunter le chemin de l'ascension et de la connaissance de soi.

Au fil des siècles, Métatron a été un phare pour ceux qui cherchent à comprendre le but de leur existence et la connexion avec la source créatrice. Il incarne l'idée que l'être humain n'est pas isolé, mais inséré dans une toile cosmique de significations et d'apprentissages qui se déploient à chaque expérience. Son message résonne dans la nécessité d'élargir la conscience, d'élever l'esprit et d'agir pour le bien supérieur, nous rappelant que nous sommes co-créateurs de notre propre réalité. La présence de Métatron est un rappel constant que la lumière prévaut toujours sur les ombres, et que chaque individu a en lui l'étincelle divine capable d'éclairer son propre chemin et celui de ceux qui l'entourent. Ainsi, son héritage reste vivant, poussant l'humanité à s'éveiller à son véritable potentiel et à reconnaître son lien indéfectible avec le sacré.

L'héritage de Métatron est multifacette, couvrant différents domaines de la connaissance et de l'expérience humaine : Exemple d'Ascension : L'histoire d'Hénoch, devenu Métatron, est un puissant symbole de la capacité humaine à transcender les limitations de la condition terrestre et à atteindre l'union avec le divin. Il est la preuve vivante que l'ascension spirituelle est possible, que l'étincelle divine réside en chacun de nous et que nous pouvons cultiver cette étincelle jusqu'à ce qu'elle devienne une flamme rayonnante. Gardien de la Connaissance : Métatron, en tant que scribe céleste et gardien des Registres Akashiques, est le détenteur d'une connaissance vaste et profonde sur l'univers, l'humanité et le plan divin. Il est le maître qui révèle les secrets cachés, qui inspire la quête de vérité et qui nous guide dans notre voyage d'autodécouverte. Son message est que la connaissance est la clé de la libération, de la guérison et de la transformation. Intermédiaire entre le Ciel et la Terre : Métatron, en tant que médiateur, facilite la communication entre le divin et l'humain, transmettant messages, orientation, guérison et protection. Il est le pont qui relie notre réalité terrestre à l'immensité du cosmos, notre conscience individuelle à la conscience universelle. Sa présence nous rappelle que nous ne sommes pas seuls, que la Divinité est toujours présente et accessible, et que nous pouvons nous connecter à elle par la prière, la méditation et la pratique de la vertu. Protecteur et Guerrier de la Lumière : Métatron est un puissant protecteur contre les énergies négatives, les influences malignes et les attaques spirituelles. Il est le guerrier de la lumière qui combat les forces de l'obscurité, tant sur le plan céleste que dans le cœur humain. Son message est que la lumière prévaudra toujours sur les ténèbres, que la justice divine sera rendue et que nous pouvons compter sur sa protection dans notre voyage.

Inspirateur de l'Art et de la Culture : La figure de Métatron, avec sa beauté, sa puissance et son symbolisme, a inspiré artistes, écrivains, musiciens et cinéastes au fil de l'histoire. Il est un archétype de la quête spirituelle, de l'ascension, de la sagesse divine et de la connexion entre le ciel et la terre. Son image nous invite à réfléchir sur notre propre voyage, à chercher la connaissance cachée et à nous connecter à la lumière divine qui réside en chacun de nous. Symbole de la Géométrie Sacrée : Le Cube de Métatron, qui lui est associé, est un puissant symbole de la géométrie sacrée, représentant la structure de l'univers, la manifestation de l'énergie divine dans la création et le chemin vers l'ascension spirituelle. Son message est que l'univers est construit sur des principes géométriques et énergétiques, et que nous pouvons accéder à cette sagesse pour transformer notre vie et notre réalité. Guide dans la Kabbale : Au sein de la Kabbale, de la tradition Lourianique et du Zohar, Métatron joue des rôles de premier plan, même lorsqu'il n'est pas la figure centrale, la connexion avec le divin s'exprime à travers lui.

Le message de Métatron à l'humanité est un message d'espoir, de transformation et d'union avec le divin. Il nous rappelle que nous sommes des êtres spirituels vivant une expérience humaine, que nous avons un potentiel illimité pour grandir, évoluer et manifester notre divinité intérieure. Il nous invite à chercher la vérité, à cultiver la vertu, à pratiquer l'amour et la compassion, et à servir le bien supérieur. Métatron n'est pas un être distant et inaccessible, mais un guide aimant et compatissant, toujours prêt à nous aider dans notre voyage. Nous pouvons nous connecter à son énergie par la prière, la méditation, la visualisation, l'utilisation de cristaux, la pratique de la géométrie sacrée et, surtout, par l'intention pure de chercher la vérité et l'union avec le divin. L'héritage de Métatron est éternel, car son message transcende les limitations du temps et de l'espace. Il est un phare de lumière dans l'obscurité, un guide dans notre voyage spirituel et un exemple que l'ascension est possible pour tous ceux qui s'y consacrent avec sincérité, foi et dévotion.

Suivre les enseignements de Métatron est plus qu'une quête de la connaissance occulte; c'est un appel à la transformation intérieure, à l'éveil de la conscience et à l'expérience d'une spiritualité authentique. Son héritage ne se limite pas aux registres mystiques ou aux symbologies sacrées, mais se manifeste chez ceux qui choisissent d'emprunter le chemin de la vérité, de la sagesse et de la compassion. À travers lui, nous comprenons que chaque pensée, action et intention façonne la réalité, et que la connexion avec le divin est un droit inné de tout être humain qui désire la vivre pleinement. En regardant le rôle de Métatron comme scribe céleste, nous percevons que notre propre voyage est également enregistré, non comme un destin fixe, mais comme un livre en constante écriture. Chaque apprentissage, chaque défi surmonté et chaque geste d'amour ajoute un nouveau chapitre à l'histoire de notre évolution spirituelle. Sa présence nous rappelle que l'ascension n'est pas le privilège de quelques-uns, mais un chemin accessible à tous ceux qui cherchent à grandir, à s'élever et à partager la lumière qu'ils reçoivent. Ainsi, l'héritage de Métatron reste vivant dans chaque âme qui s'ouvre à la compréhension du divin et à l'expérience du sacré au quotidien. Il ne garde pas seulement la connaissance, mais la distribue à ceux qui se montrent disposés à la recevoir et à l'appliquer. Son appel résonne dans l'éternité, inspirant des générations à le transcender, à voir au-delà du voile de l'illusion et à reconnaître qu'en essence, nous faisons partie de la lumière que nous cherchons.

Épilogue

Maintenant que la dernière page approche, un cycle se termine — mais le voyage ne fait que commencer. Les mots qui ont résonné à travers ces pages ne sont pas de simples descriptions ou récits lointains. Ce sont des invitations. Ce sont des graines plantées dans le sol fertile de votre conscience, attendant le bon moment pour germer. Métatron, la figure énigmatique qui habite les mystères de la création, n'est pas seulement un symbole de pouvoir, mais un rappel que l'ascension est possible. Que le voyage humain n'est pas un hasard, mais une traversée chargée de sens. Le voile entre les mondes n'a jamais été une barrière absolue, seulement un seuil que peu osent franchir. Mais maintenant, vous savez : le passage a toujours été ouvert à ceux qui désirent voir.

Que faire de cette connaissance ? Comment l'intégrer à la vie quotidienne ? Ces réponses ne sont pas écrites ici, car elles ne peuvent être trouvées qu'en vous. La vraie sagesse ne consiste pas seulement à apprendre, mais à vivre l'apprentissage. Et chaque pas en avant sera guidé par votre propre lumière intérieure, désormais renforcée par la compréhension que tout est connecté, que rien n'est hasard, et que l'éveil est autant une destination qu'un point de départ. S'il y a quelque chose que ce livre a révélé, c'est que le voyage ne se termine jamais. L'ascension de Métatron n'a pas été une fin, mais un commencement. L'écriture des registres cosmiques continue à chaque instant, et vos actions, vos pensées, votre quête du sacré, font partie de cette grande narration universelle. Le Cube de Métatron, l'Arbre de Vie, les chemins de la Kabbale — tout cela est plus que des symboles, ce sont des outils qui sont maintenant entre vos mains. La question qui reste est : que ferez-vous de cette connaissance ? Comment marcherez-vous à partir d'ici ? Comment façonnerez-vous votre propre réalité ? L'univers observe, mais pas comme un juge impassible — mais comme un miroir reflétant la grandeur de l'être humain qui s'éveille à sa véritable essence. Le chemin est devant vous. Et le voyage continue.

www.ingramcontent.com/pod-product-compliance
Lightning Source LLC
LaVergne TN
LVHW042050051026
849517LV00012B/531
* 9 7 9 8 2 3 1 4 2 3 1 8 7 *